किस बीमारी में

क्या खाएं,
क्या न खाएं

डॉ. प्रकाशचंद्र गंगराड़े

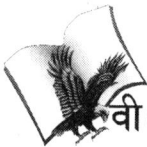

वी एण्ड एस पब्लिशर्स

प्रकाशक

वी एण्ड एस पब्लिशर्स

F-2/16, अंसारी रोड, दरियागंज, नयी दिल्ली-110002
☎ 23240026, 23240027 • *फैक्स:* 011-23240028
E-mail: info@vspublishers.com • *Website:* www.vspublishers.com

क्षेत्रीय कार्यालय : हैदराबाद

5-1-707/1, ब्रिज भवन (सेन्ट्रल बैंक ऑफ इण्डिया लेन के पास)
बैंक स्ट्रीट, कोटी, हैदराबाद-500 095
☎ 040-24737290
E-mail: vspublishershyd@gmail.com

शाखा : मुम्बई

हमारी स ... र उपलब्ध हैं

मुद्रक: परम ऑफसेटर्स, ओखला, नयी दिल्ली-110020

ROYAL BOROUGH OF GREENWICH

Follow us on twitter 🐦 @greenwichlibs

Plumstead Library
Tel: 020 8854 1728

Please return by the last date shown

9|17

Thank you! To renew, please contact any
Royal Greenwich library or renew online at
www.better.org.uk/greenwichlibraries

बनकर प्राणों का नाश करता है और युक्ति से सेवन
करने पर वह रसायन का काम करता है।

– चरक संहिता

➤ जो व्यक्ति आहार विष्यक नियमों का पालन करता है,
उसे दवा की ज़रूरत नहीं पड़ती।

गर्य लोलिंबराज

चिकित्सा एवं स्वास्थ्य पर सर्वश्रेष्ठ पुस्तकें

- ➤ योग और भोजन द्वारा रोगों का इलाज
- ➤ योगासन एवं साधना
- ➤ रोग पहचानें उपचार जानें
- ➤ स्वस्थ रहने के 51 सुझाव
- ➤ स्वास्थ्य संबंधी गलतफ़हमियां
- ➤ सफल घरेलू इलाज
- ➤ सर्वसुलभ जड़ी-बूटियों द्वारा रोगों का इलाज
- ➤ हृदय रोग : क्या है, क्यों होता है और कैसे बचें
- ➤ लेडीज हेल्थ गाइड
- ➤ एक्युप्रेशर चिकित्सा

स्वकथन

आहार हमारे शरीर को जीवित, स्वस्थ और बलवान रखने का मुख्य आधार है। शरीर स्वस्थ, सुडौल और बलवान बना रहे, इसके लिए आहार में पोषक, सुपाच्य और हितकारी पदार्थ होना जरूरी है। अन्यथा शरीर के अस्वस्थ, बेडौल और कमजोर होने में देर न लगेगी। जिन्हें अधिक समय तक आहार नहीं मिलता, उनकी समस्त धातुएं नष्ट होने लगती हैं और अंत में शरीर नष्ट हो जाता है।

आहार में अन्न ही सर्वश्रेष्ठ है। चरक संहिता सूत्र में लिखा है कि अन्न सभी प्राणियों का प्राण है। इसीलिए सारे प्राणी अन्न की ओर दौड़ते हैं। उत्तम वर्ण, सुन्दर स्वर, आयु, प्रतिभा, प्रसन्नता, सुख, संतोष, शरीर की पुष्टि, बल, बुद्धि ये सभी अन्न पर ही निर्भर हैं। सभी कर्म अन्न में ही प्रतिष्ठित हैं। यानी बिना अन्न के संसार में कोई भी कार्य नहीं किया जा सकता। यद्यपि आहार से उपर्युक्त सभी गुणों की प्राप्ति अवश्य होती है, लेकिन यदि उसी आहार का गलत ढंग से सेवन किया जाए, तो वह हानिप्रद अर्थात रोग का कारण भी बन सकता है।

सुश्रुत संहिता में कहा गया है कि अल्प मात्रा में किया हुआ आहार अतृप्ति उत्पन्न करता है और शरीर के बल को क्षीण करता है। अधिक मात्रा में किया आहार आलस्य, भारीपन, मोटापा और अपच उत्पन्न करता है। इसलिए जितनी मात्रा में खाया हुआ आहार सुख पूर्वक पच जाए, उतनी ही मात्रा में व्यक्ति को भोजन करना चाहिए। डकार आने से आहार की मात्रा पर्याप्त हो चुकी है, इसकी सूचना मिल जाती है। अतः डकार आने पर भोजन करना छोड़ देना चाहिए।

इसमें कोई संदेह नहीं कि भोजन पर नियंत्रण करने वाले व्यक्ति को सामान्यतया कोई रोग नहीं होता। जिस व्यक्ति को जितना अधिक भोजन के बारे में ज्ञान होगा, वह उतना ही अधिक रोगों से दूर रहेगा।

किसी भी आहार का पथ्य या अपथ्य होना उसके गुण-दोष, मात्रा, समय, कार्य, पद्धति, स्थान और शरीर की स्थिति पर ही निर्भर होता है। अन्न प्राणियों के लिए पथ्य है, लेकिन गलत मात्रा में, गलत समय पर, गलत पद्धति से, गलत जगह पर, शरीर के बीमार होने पर या किसी दोष के कुपित होने पर खाया हुआ अन्न फूड पॉयज़न होकर अपथ्य बन जाता है। जहर प्राण नाशक होने के कारण अपथ्य होते हुए भी उचित मात्रा, काल, युक्ति पूर्वक सेवन करने से रसायन के रूप में औषधि का काम करता है। इसलिए पथ्य और अपथ्य पर पूर्ण विचार कर उसका यथोचित पालन करना, स्वस्थ और सुखी रहने के लिए जरूरी है।

आयुर्वेद चिकित्सा पद्धति में इलाज से ज्यादा महत्व पथ्य और अपथ्य के पालन पर दिए जाने का तात्पर्य यही है कि केवल पथ्य का पालन करने से ही दवा का सेवन किए बिना भी रोग से छुटकारा पाया जा सकता है, लेकिन पथ्य का पालन न किया जाए, तो सैकड़ों औषधियों का सेवन करने पर भी रोग दूर नहीं होता। बदपरहेज़ी कैसी भी हो, वह चिकित्सा का असर नष्ट कर देती है। इसलिए यह जरूरी है कि औषधि से भी ज्यादा महत्व पथ्य-अपथ्य के पालन को देना चाहिए। इसमें लापरवाही बरतना और हंसी-मज़ाक में टालना बुद्धिमानी नहीं है।

इस पुस्तक में हमारे गलत रहन-सहन, बुरी आदतों और खान-पान के दोषों के कारण उत्पन्न अनेक बीमारियों में क्या खाएं और क्या न खाएं तथा क्या सहायक उपाय अपनाएं, जिससे स्वास्थ्य की रक्षा हो सके और रोग भी आसानी से दूर हो जाए, उसी की चर्चा की गई है।

आशा है, अपने स्वास्थ्य के प्रति सजग पाठक इस पुस्तक से पूरा लाभ उठाएंगे।

भोपाल (म.प्र.)

– डॉ. प्रकाशचन्द्र गंगराड़े

अंदर के पृष्ठों में

अनिद्रा/नींद न आना
(Insomnia)

प्रयत्न करने के बावजूद सो न पाना, रात में बार-बार नींद टूटना या सुबह जल्दी नींद खुल जाना जैसी स्थितियां अनिद्रा रोग के अंतर्गत आती हैं। अनिद्रा रोग में उचित समय पर या पर्याप्त मात्रा में नींद नहीं आती है।

कारण : नींद न आने के अनेक कारण हो सकते हैं, जिनमें अधिक मानसिक परिश्रम करना, मानसिक तनाव, मानसिक उत्तेजना बढ़ाने वाले पदार्थ—चाय, कॉफी, मदिरापान, धूम्रपान, गुटखा, तंबाकू आदि का अधिक मात्रा में सेवन, भय, ईर्ष्या, चिंता, क्रोध, प्रतिशोध की भावना, आकांक्षा की पूर्ति न होना तथा आत्मग्लानि आदि मनोविकार, श्रम बिल्कुल न करना, बैठे रहकर आरामतलब जीवन गुजारना, अधिक भोजन करना, कब्ज, गैस, अपच, दमा, खांसी, बदन दर्द जैसी तकलीफें आदि प्रमुख हैं। बिस्तर का अनुकूल न होना, मच्छर और खटमलों का काटना आदि कारण भी नींद खराब करते हैं।

लक्षण : नींद न आने से किसी काम में मन न लगना, चिड़चिड़ापन, थकान, कमजोरी, याददाश्त की कमी, सिर दर्द जैसे कष्ट के लक्षण उत्पन्न होते हैं। आवश्यक ध्यान न दिए जाने पर ये गंभीर रोगों में बदल जाते हैं।

क्या खाएं

✓ भोजन में रेशे (फाइबर) युक्त पदार्थों जैसे—चोकर युक्त आटे की रोटी, दलिया, दालें, केला, आम, अमरूद, अंगूर, अंजीर, खजूर, पालक, गाजर, शलगम, पत्ता गोभी, आलू, कद्दू, चुकंदर का अधिक सेवन करें, ताकि कब्ज की समस्या पैदा न हो।

✓ करमकल्ला की सब्जी घी में छौंक कर सुबह-शाम कुछ दिन खाएं।

✓ सोने के समय से एक घंटे पूर्व एक गिलास मीठे दूध में एक चम्मच शुद्ध घी मिलाकर पिएं।

✓ सोने से पूर्व आम या गाजर का रस आधा गिलास पिएं।
✓ सेब का मुरब्बा भोजन के साथ दोनों समय सेवन करें।

क्या न खाएं

✗ रात का भोजन अत्यधिक वसा युक्त और अधिक मात्रा में न खाएं।
✗ सोने से पूर्व गुटखा, तंबाकू, पान मसाले, मदिरा, चाय, कॉफी का सेवन न करें।
✗ भोजन में मांस या मिर्च-मसालों के अधिक सेवन से बचें।

रोग निवारण में सहायक उपाय

क्या करें

✓ सोने के समय से 2-3 घंटे पूर्व ही भोजन कर लें।
✓ सोने से पूर्व मनपसंद संगीत सुनें, रोचक पुस्तक पढ़ें या भगवान का ध्यान करें।
✓ शाम को टहलने की आदत बनाएं। रोजाना कुछ-न-कुछ श्रम का कार्य करें।
✓ पैर के तलवों पर सोने से पूर्व सरसों के तेल की मालिश करें।
✓ गर्मियों में ठंडे और सर्दियों में गर्म पानी से पैर धोकर सोएं।
✓ सोने से पहले शौच या पेशाब से निवृत्त हो लें।
✓ बिस्तर आरामदायक एवं कमरा शांत, स्वच्छ व हवादार हो, इसका ध्यान रखें।
✓ सोने से पूर्व संभोग करने से शीघ्र और गहरी नींद आती है।
✓ सिर पश्चिम दिशा में रखकर सोने से शांत और सुखमय नींद आएगी।
✓ पीठ के बल लेटने की बजाय बाईं करवट सोने की आदत डालें।

क्या न करें

✗ बिस्तर पर लेटकर दिन भर के काम-काज का लेखा-जोखा, किसी प्रकार की चिंता या परेशानियों पर विचार न करें।
✗ सोने से पूर्व बिस्तर पर लेटकर टी.वी. न देखें।
✗ सोने के कमरे की रोशनी खुली न छोड़ें।
✗ सोने का स्थान रोज-रोज न बदलें।
✗ 'मुझे नींद नहीं आएगी' जैसे विचार मन में न लाएं।
✗ नींद लाने वाली गोलियां अपनी मर्जी से सेवन न करें।
✗ पैरों को पश्चिम या दक्षिण दिशा की तरफ रख कर न सोएं।

अम्लपित्त (एसिडिटी)
(Hyperacidity)

यह एक ऐसा उदर रोग है, जो आमाशय में अम्ल की मात्रा बढ़ जाने से उत्पन्न होता है। फास्ट फूड के इस जमाने में हर तीसरा व्यक्ति इस रोग से पीड़ित नजर आता है।

कारण : अधिक मिर्च-मसालेदार समोसे, कचौरी, पावभाजी, मांसाहार, अचार, चटनी, दही, इमली, नीबू, हरी मिर्च, प्याज, लहसुन, गर्म पदार्थ, शराब, चाय, कॉफी, तंबाकू, गुटखा, सिगरेट का अधिक सेवन, चिंता, क्रोध, देर रात जगना, एस्प्रिन जैसी दर्द निवारक गोली का खाली पेट सेवन, मानसिक तनाव, अधिक समय तक भूखा रहना, अधपका मांस खाना जैसे कारणों से यह रोग होता है।

लक्षण : इस रोग की पहचान पेट व छाती में जलन, खट्टी डकारें आना, मुंह में पानी भर आना, पेट में दर्द, भारीपन, गैस की शिकायत, कलेजा जलता हुआ प्रतीत होना, खट्टी उलटी होना, गले में जलन, जी मिचलाना, कब्ज आदि लक्षणों से होती है।

क्या खाएं

✓ भोजन में हलके आहार, दलिया, चावल, जौ का सत्तू, साबूदाना, मिष्ठान्न, सिंघाड़ा, मूंग, पेठा खाएं। मक्खन, मलाई, घी भी ले सकते हैं।

✓ फलों में केला, पपीता, चीकू, आंवला, नीबू, अनार, फालसा, नारियल का कच्चा फल और उसका पानी, खीरा आदि सेवन करें।

✓ सब्जियों में लौकी, परवल, करेला, तुरई, गाजर, ककड़ी, प्याज, मूली, शलगम, बथुआ आदि का साग खाना चाहिए। हरा धनिया अधिक खाएं।

✓ ठंडा दूध एक-एक कप की मात्रा में दिन में 3-4 बार सेवन करें।

- ✓ सुबह खाली पेट एक-दो गिलास पानी पिएं।
- ✓ आंवले का मुरब्बा एक कप दूध के साथ भोजन के बाद सुबह-शाम लें।

क्या न खाएं

- ✗ भोजन में भारी व देर से पचने वाले गरिष्ठ आहार न लें।
- ✗ नये अनाज, ऋतु विरुद्ध आहार, उड़द, घी, तेल में तली चीजें सेवन न करें।
- ✗ मिर्च-मसालेदार, चटपटे, अधिक नमक युक्त, अचार, चटनी, दही, सिरका, मछली, मांस, अंडा, हरी मिर्च, मिठाइयां, सॉफ्ट ड्रिंक्स जैसी रोग बढ़ाने वाली चीजें न खाएं-पिएं।
- ✗ चाय, कॉफी, शराब, तंबाकू जैसी चीजों का सेवन न करें।
- ✗ कचालू, मेथी, लहसुन, मूंगफली, तिल, कुलथी, भिंडी, अरवी न खाएं।

रोग निवारण में सहायक उपाय

क्या करें

- ✓ क्रोध, चिंता, मानसिक तनाव को दूर करने का प्रयत्न करें।
- ✓ पेट पर मिट्टी की गीली पट्टी आधे घंटे तक रखें।
- ✓ सुबह खाली पेट नियमित रूप से घूमने जाएं।
- ✓ नाड़ियों की उत्तेजना शांत करने के लिए सारे शरीर की रोजाना मालिश करें।
- ✓ जैमथिरेपी के मतानुसार मोती धारण करना लाभप्रद होगा।
- ✓ बढ़े हुए अम्लपित्त के दोषों का शमन, वमन करा कर करें।

क्या न करें

- ✗ रोगी को कब्ज की शिकायत न होने दें।
- ✗ दर्द निवारक दवाएं, विशेषकर एस्प्रिन खाली पेट सेवन न करें।
- ✗ अधिक समय तक खाली पेट न रहें।
- ✗ देर रात तक न जगें।

अजीर्ण/बदहजमी
(Indigestion)

भोजन के रूप में सेवन किए गए आहार का अच्छी तरह न पचना या हजम न होना अपच या अजीर्ण रोग के नाम से जाना जाता है।

कारण : जिन कारणों से अजीर्ण रोग होता है, उनमें गरिष्ठ भोजन अधिक मात्रा में खाना, कुसमय भोजन करना, बिना अच्छी तरह चबाए भोजन निगलना, अधिक मानसिक परिश्रम करना, शारीरिक परिश्रम से दूर रहकर आराम करना, चाय, कॉफी, शराब, तंबाकू का अधिक सेवन, बासी भोजन या अत्यधिक मिर्च-मसालेदार भोजन करना, रात्रि में अधिक जागरण, भय, क्रोध, ईर्ष्या, मन में ग्लानि, अरुचिकर भोजन का जबरदस्ती सेवन, पूरा भोजन करने के बाद अधिक मात्रा में पानी पीने की आदत आदि होते हैं।

लक्षण : रोग में भूख नहीं लगना, जी मिचलाना, खट्टी डकारें आना, छाती में जलन महसूस करना, वमन होना, पेट फूलना, सिर में भारीपन, दिल की धड़कन बढ़ना, शरीर में आलस्य छाना, जीभ पर मैल की तह जमना जैसे लक्षण पैदा होते हैं। जब रोग पुराना पड़ जाता है, तब पेट में गैस बनने की शिकायत होने लगती है।

क्या खाएं

✓ नियत समय पर संतुलित, हलका भोजन करें। पुराने चावलों का भात खाएं।

✓ भोजन अच्छी तरह चबा-चबाकर रात्रि में सोने के 3-4 घंटे पहले ही कर लें।

✓ भोजन से पूर्व और बाद में अदरक और नीबू का रस आधा-आधा चम्मच लेकर चुटकी भर नमक मिलाकर सेवन करें।

✓ नारियल का पानी, कच्ची गिरी, दही, छाछ, मूली, पपीता, गाजर, प्याज,

अनन्नास, अमरूद, नीबू, अदरक का सेवन भोजन के साथ या बाद में नियमित करें।

✓ बथुआ, कच्चे पपीते का साग खाएं।

क्या न खाएं

✗ अधिक वसा युक्त, गरिष्ठ, बासी, अधपका भोजन न खाएं।

✗ एक बार में स्वादवश आवश्यकता से अधिक भोजन न करें।

✗ खटाई, मिर्च-मसाले, गरम मसाले, बेसन की चीजें, संतरा, टमाटर, नीबू, कॉफी का अधिक मात्रा में सेवन न करें।

✗ पान, बीड़ी, सिगरेट, तंबाकू, शराब से परहेज करें।

✗ रात्रि में दही का सेवन न करें।

✗ भोजन करने के उपरांत अधिक मात्रा में पानी न पिएं।

रोग निवारण में सहायक उपाय

क्या करें

✓ सूर्योदय से पूर्व उठकर घूमने जाएं। शारीरिक व्यायाम करें।

✓ नित्य स्नान करें।

✓ प्रातः खाली पेट रोजाना कम-से-कम एक गिलास पानी पिएं।

✓ भोजन के बाद कॉफी पीने से चित्त में प्रसन्नता, हलकापन और स्फूर्ति आएगी।

क्या न करें

✗ रात में देर तक न जगें।

✗ भोजन जल्दी-जल्दी न करें और बीच-बीच में अधिक पानी न पिएं।

✗ संभोग में अति संलग्न न रहें।

✗ मानसिक उत्तेजना पैदा न हो, उसके लिए जल्दबाजी, हड़बड़ी में काम करना और गुस्सा करना छोड़ दें।

अतिसार (डायरिया)
(Diarrhoea)

असामान्य रूप से पतले, पानी मिले, बिना मरोड़ के मल का बार-बार त्याग करना अतिसार कहलाता है। यह एक जाना-पहचाना बच्चों, जवानों और बूढ़ों सभी को हो जाने वाला आम रोग है।

कारण : डायरिया उत्पन्न होने के प्रमुख कारणों में एकाएक मौसम बदलने, पाचन अंगों के कार्य में गड़बड़ी, ऋतु के विपरीत आहार-विहार, नमकीन, तीखे, मिर्च-मसालेदार भोजन का अधिक सेवन, गरिष्ठ, पाचन में भारी, तली, मीठी चीजें ज्यादा खाना, दूषित फल और जल का सेवन, अति शीतल जल, बर्फ अधिक खाना, पूर्व में किए भोजन के पाचन के पूर्व ही दुबारा भोजन करना, पेट में कृमि होना, भय, शोक, दुःख, मानसिक संताप, आतंक का प्रभाव, रात्रि जागरण आदि होते हैं।

लक्षण : अतिसार के लक्षणों के रूप में दस्त आने के पहले हलका, मीठा पेट दर्द होना, कभी थोड़ा गाढ़ा तो कभी पानी के समान पिचकारी की तरह तेजी के साथ मल निकलना, शारीरिक दुर्बलता, पेट दबाने पर पीड़ा होना, जीभ सूखना आदि लक्षण देखने को मिलते हैं।

क्या खाएं

✓ ओ.आर.एस. घोल या एक गिलास पानी में एक चम्मच चीनी और चुटकी भर नमक मिलाकर थोड़ी-थोड़ी देर बाद एक-एक कप पिएं।

✓ भोजन के रूप में दही-चावल या खिचड़ी खाएं।

✓ चावल का धोवन, मूंग या मसूर की दाल का सूप, अरारोट, साबूदाना की खीर, बार्ली या छाछ इच्छानुसार सेवन करें।

✓ दोपहर के भोजन में लौकी का रायता या दही की लस्सी लें।

- ✓ एक कप दही में एक केला मिलाकर सुबह, दोपहर, शाम सेवन करें।
- ✓ नीबू, मौसमी, संतरे, अनार का रस लें।
- ✓ कच्चा, पक्का पपीता, गन्ने का रस, मीठा सेब खाएं। बेल का मुरब्बा भी खा सकते हैं।

क्या न खाएं

- ✗ बासी, तली, भारी, मिर्च-मसालेदार चीजें तथा गेहूं से बने खाद्य पदार्थ सेवन न करें।
- ✗ शराब, चाय, कॉफी, दूध न पिएं।
- ✗ मक्खियां बैठी या बिना ढकी हुई खाने-पीने की चीजें न खाएं।
- ✗ फ्रिज में रखे हुए पदार्थ बाहर निकाल कर तुरंत न खाएं।
- ✗ आलू, इमली, बैगन, घुइयां, गोभी, अचार का सेवन न करें।
- ✗ दावतों में बहुत पहले से कटे हुए प्रदूषित सलाद के सेवन से बचें।

रोग निवारण में सहायक उपाय

क्या करें

- ✓ पीने का पानी उबालकर, ठंडा करके पिएं।
- ✓ पेट को गर्म कपड़े से ढक कर रखें।
- ✓ भोजन करने के पूर्व हाथों की सफाई अवश्य करें।
- ✓ हाथों के नाखून काट कर रखें।
- ✓ प्याज को पीसकर नाभि पर लेप करें।

क्या न करें

- ✗ मल-मूत्र, अपानवायु आदि के वेग को न रोकें।
- ✗ रात्रि में जागरण या दिन में सोने की आदत न बनाएं।
- ✗ अंगूठों और अंगुलियों के नाखून न बढ़ाएं और न उनमें मैल जमा होने दें।
- ✗ गंदा व बासी पानी न पिएं।

आमाशय व्रण (अल्सर)
(Ulcer)

पाचन प्रणाली से जुड़ा हुआ यह एक खास रोग है। इसमें पेट (आमाशय), खाने की नली या छोटी आंत के शुरू के हिस्से यानी ड्यूडिनम में जख़्म या (व्रण) हो जाते हैं।

कारण : अधिक मानसिक तनाव, चिंता, क्रोध, परेशानियों से घिरे रहने, अनियंत्रित आहार-विहार करना, मिर्च-मसालेदार चीजों का अधिक सेवन, अत्यधिक शराब पीना, बीड़ी-सिगरेट पीना, चाय-कॉफी का अति सेवन, अत्यधिक ठंडी या गर्म वस्तुओं का ज्यादा सेवन, खाली पेट दर्द निवारक दवाएं खाते रहने की आदत आदि कारणों से आमाशय में व्रण हो जाते हैं।

लक्षण : इस रोग में छाती व नाभि के ऊपर के भाग में खाली पेट या भोजन के बाद जलन, दर्द होना, बेचैनी, वमन की इच्छा होना, उलटी होने पर आराम मिलना, खून की उलटी, आंतरिक रक्तस्राव के साथ काले रंग का मल निकलना जैसे लक्षण पैदा होते हैं।

क्या खाएं

- ✓ भोजन 5-6 बार में थोड़ा-थोड़ा करके खाएं।
- ✓ ठंडा दूध एक-एक कप की मात्रा में घूंट-घूंट कर दिनभर में 7-8 बार पिएं।
- ✓ भोजन में दूध, दलिया, चपाती, बिस्कुट, टोस्ट, चावल, मूंग की दाल, साबूदाना, खिचड़ी, अरारोट, मक्खन, मलाई का सेवन करें।
- ✓ अंगूर, पका केला, सेब, गाजर का मुरब्बा खाएं।
- ✓ प्रोटीन युक्त पदार्थ जैसे—अंडा, पनीर, दाल आदि सेवन करें।

क्या न खाएं

✗ अत्यधिक गर्म/ठंडी वस्तुओं के सेवन से बचें।
✗ भोजन अधिक मात्रा में या एक-दो बार में ही सेवन न करें।
✗ गर्म भोजन जल्दी-जल्दी न खाएं।
✗ हरी मिर्च, लाल मिर्च, मसाले युक्त चटपटी सब्जी, इमली, मट्ठे/छाछ का अति सेवन न करें।
✗ शराब, तेज पत्ती की चाय/कॉफी न पिएं।
✗ एक बार में अधिक मात्रा में दूध का सेवन न करें।
✗ तली हुई गरिष्ठ चीजें अधिक न खाएं

रोग निवारण में सहायक उपाय

क्या करें

✓ भोजन निश्चिंत होकर आराम से चबा-चबा कर करें।
✓ शारीरिक और मानसिक रूप से पूर्ण विश्राम करने की आदत डालें।
✓ तनाव व चिंता का निवारण करें। हंसना सीखें और तनाव को दूर भगाएं।
✓ घर के बाहर कार्य के दौरान पेट में जलन हो, तो 2-4 बिस्कुट खा लें।
✓ शारीरिक एवं मानसिक शिथिलीकरण के लिए शवासन करें।

क्या न करें

✗ ऐसा मौका न आने दें कि ज्यादा समय तक खाली पेट रहना पड़े।
✗ उपवास करना छोड़ दें।
✗ मानसिक तनाव, चिंता में डूबे न रहें।
✗ देर रात तक जागरण न करें।
✗ दर्द निवारक दवाएं अपनी मर्जी से न खाएं।
✗ दिन में सोने की आदत न डालें।
✗ काली चाय का प्रयोग बिल्कुल न करें।

आन्त्रिक ज्वर (टायफाइड)
(Typhoid)

यह ज्वर धीरे-धीरे प्रकट होकर 4-5 हफ्ते तक चलने वाला विशिष्ट रोग है, जो मुख्यतया सालमोनेला टाइफी जीवाणु के संक्रमण के कारण होता है।

कारण : टायफाइड संक्रमित भोजन, दूध, पानी, बर्फ, आइसक्रीम आदि के सेवन से फैलता है और रोगी के मल, मूत्र तथा कफ से इसके जीवाणु वातावरण में फैलकर दूसरों को बीमार करते हैं। इस रोग में विशेष विकृति आंतों में होने के कारण ही इसका नाम आन्त्रिक ज्वर पड़ा। इस रोग के जीवाणु स्वस्थ शरीर में मुख से प्रवेश करते हैं और आंतों में पहुंच कर अपना विषैला प्रभाव विभिन्न अंगों में फैलाना शुरू कर देते हैं।

लक्षण : मामूली बुखार आता है, जो धीरे-धीरे बढ़ कर 103-104 डिग्री फारेनहाइट तक हो जाता है। छाती, गरदन तथा पीठ पर लाल-लाल दाने उभर आते हैं, फिर इनमें पानी भर जाता है। दाने धीरे-धीरे ठीक होकर सूख जाते हैं और बुखार कम हो जाता है। इस बीच हृदय व नाड़ी की गति धीमी होना, बेचैनी, कमजोरी, पेट फूलना, सिर दर्द, कब्जियत, पेट दर्द, मुंह सूखना, होठों पर पपड़ी जमना, जीभ सूखी, पपड़ीदार व लाल होना, दस्त लगना जैसे लक्षण भी उत्पन्न हो सकते हैं।

क्या खाएं

✓ ज्वर की प्रारंभिक अवस्था में बार्ली, पानी, साबूदाना, अरारोट, पानी मिला दूध, छेने का पानी (फटे दूध का पानी), डबल रोटी, बिस्कुट अल्प मात्रा में सेवन करें।

✓ एक लीटर पानी में 3-4 लौंग डालकर उबाल लें। फिर छानकर ठंडा कर लें। इस पानी को एक कप की मात्रा में एक चम्मच शहद मिलाकर बार-बार पिएं।

✓ यदि दस्त की तकलीफ न हो, तो एक कप दूध में अथवा इतने ही पानी में एक चम्मच ग्लूकोज मिलाकर बार-बार सेवन करें।

✓ अल्प मात्रा में चाय, कॉफी पिएं।

✓ फलों में केला, सेब, मौसमी, नारंगी का रस सेवन करें।

✓ बुखार उतर जाने के बाद आई कमजोरी दूर करने के लिए किशमिश, मुनक्का, मूंग की पतली दाल, पतला दलिया, मक्खन, दूध में फेंटे अंडे, दही आदि लें।

क्या न खाएं

✗ गरिष्ठ, भारी, पेट में गैस पैदा करने वाला भोजन सेवन न करें।

✗ ब्रांडी, शराब जैसे उत्तेजक पदार्थों से परहेज करें।

✗ खुले हुए दूषित खाद्य पदार्थ या पानी न पिएं।

✗ दस्त और गैस की तकलीफ मौजूद हो, तो दूध न पिएं।

✗ पूरी तरह रोगमुक्त होने तक चपाती का सेवन करने से बचें।

रोग निवारण में सहायक उपाय

क्या करें

✓ पूर्ण विश्राम के लिए बिस्तर पर आराम करें।

✓ रोगी को अकेलेपन का एहसास न हो, इसलिए कोई-न-कोई उसके पास हमेशा बना रहे।

✓ रोगी के कमरे में पूर्ण साफ-सफाई रखें और ताजी हवा आती रहे, ऐसी व्यवस्था करें।

✓ खाने-पीने का सामान साफ जगह में ढक कर रखें।

क्या न करें

✗ रोगी के कमरे में भीड़-भाड़ न लगाएं।

✗ रोगी को घूमने-फिरने न दें।

✗ कमरे के दरवाजे, खिड़कियां, रोशनदान बंद करके न रखें।

इन्फ्लूएंजा (फ्लू)
(Flu)

यह रोग प्रायः शीत या बसंत ऋतु में अधिक होता है। फ्लू रोग 'बेसिलस इन्फ्लूएंजा' विषाणु के संक्रमण से फैलता है।

लक्षण : अचानक सर्दी लगना, कुछ घंटों में ही ज्वर 102-103 डिग्री फा. होना, सारे शरीर की मांसपेशियों में दर्द, तेज सिर दर्द, छींकें आना, आंखों का लाल होकर उनसे पानी आना, नाक बहना, कमर दर्द, खांसी, बेचैनी, अरुचि, उलटी, मचली, जीभ पर मैल जमा होना, शारीरिक दुर्बलता जैसे लक्षण पैदा होना फ्लू की पहचान है। यों तो रोग दो दिन के ज्वर के बाद उतरने लगता है और एक सप्ताह में इलाज से पूरी तरह ठीक हो जाता है। फिर भी खांसी, अरुचि, दुर्बलता काफी दिनों तक बनी रह सकती है। जब रोग ज्यादा बढ़ जाता है, तो निमोनिया, प्लुरिसी, ब्रोंकाइटिस, ओटाइटिस मेडिया, साइनुसाइटिस, दिल की धड़कन बढ़ना या घटना, सांस लेने में कष्ट होना, स्वर-यंत्र में शोथ आदि उपद्रव हो सकते हैं।

क्या खाएं

✓ ज्वर के दौरान गर्म दूध, बार्ली, मिस्री या शहद मिला गुनगुना दूध, तुलसी व अदरक की चाय पिएं।

✓ ज्वर उतर जाने पर ताजा भुना हुआ चूड़ा या धान का लावा अथवा सूजी की रोटी खाने में लें।

✓ पीने के लिए गर्म पानी का सेवन करें।

✓ अंगूर, केला, मीठा संतरा, नारंगी का रस, मीठा बेदाना अनार आदि फल खाएं।

✓ 4-5 मुनक्के दिन में 4-5 बार खाएं।

क्या न खाएं

✗ ठंडा पानी, बर्फ, आइसक्रीम, कोल्ड ड्रिंक्स न पिएं।
✗ ज्वर रहने तक अन्न की चीज़ों से परहेज करें।
✗ तली, भुनी व खट्टी चीजें न खाएं।

रोग निवारण में सहायक उपाय

क्या करें

✓ रोग के दौरान एकांत में पूरा आराम करें।
✓ आराम के लिए साफ, हवादार व गर्म स्थान का चुनाव करें।
✓ शरीर पर रोजाना सरसों के तेल की मालिश करें और इस तेल को सूंघें।
✓ गर्म कपड़े पहन कर रहें। सर्दी से बचें।
✓ छींकते या खांसते समय मुंह पर रूमाल रखें और उसे किसी अन्य को प्रयोग में न लाने दें, जिससे अन्य लोगों में रोग न फैले।

क्या न करें

✗ ठंडे पानी से हाथ-पैर, मुंह न धोएं और न ही नहाएं।
✗ धूम्रपान न करें।
✗ जब संक्रमण फैल रहा हो, तब भीड़ में न जाएं।
✗ गर्म कपड़े से सिर न ढकें।
✗ नंगे बदन न रहें।

उलटी/वमन
(Vomiting)

जब मुंह से आमाशय स्थित चीजें बाहर निकलती हैं, तो उसे उलटी आना कहते हैं। यह अपने आप में कोई स्वतंत्र रोग नहीं है, बल्कि दूसरे शारीरिक रोग का बाह्य संकेत मात्र है।

कारण : बहुत ज्यादा भोजन करना, अजीर्ण, मक्खी या बाल निगलना, नाव या बस का सफर, देर रात तक जागना, पेट के कीड़े, गर्भावस्था, नशीले पदार्थों का सेवन, डर, घबराहट से उत्पन्न मानसिक तनाव, अंग्रेजी औषधियों का अधिक सेवन, हार्ट अटैक, हार्ट फेल्योर, ग्रेस्ट्राइटिस, पेप्टिक अल्सर, एपेंडिसाइटिस, लिवर सिरोसिस, आमाशय, छोटी-बड़ी आंत में रुकावट, मधुमेह, सिर दर्द, गर्भाशय, डिंबाशय के रोग, हिस्टीरिया, सिर में चोट, यकृत की सूजन, गेस्ट्रोएंट्राइटिस, पित्ताशय, अग्न्याशय की सूजन, माइग्रेन, मस्तिष्क रोग, फूड एलर्जी आदि कारणों से उलटी होती है।

क्या खाएं

- ✓ मुंह में बर्फ का टुकड़ा बार-बार रखकर चूसें।
- ✓ उलटी बंद होने पर सागू, बार्ली, अरारोट, ताजा कच्चे नारियल का पानी, चीनी का शर्बत, सोडा वाटर और दूध मिलाकर पिएं।
- ✓ पका केला, पिस्ता, अदरक, पकी इमली, नारंगी, नीबू, आंवला, लौंग का सेवन करें।
- ✓ चम्मच से थोड़ा-थोड़ा शीतल जल केवल एक बार में ही पिएं।
- ✓ गर्भवती को उलटी आने पर भुने हुए चने का सत्तू खिलाएं।

क्या न खाएं

✗ भोजन बिल्कुल बंद कर दें।

✗ उलटी के तुरंत बाद कुछ न खाएं न कुछ पिएं।

✗ रोग नियंत्रण में आने पर भी गरिष्ठ भोजन सेवन में शीघ्रता न करें।

✗ अनावश्यक रूप से अंग्रेजी दवाएं सेवन न करें।

✗ अंडे जैसे फूड एलर्जी पैदा करने वाले भोज्य पदार्थ न खाएं।

रोग निवारण में सहायक उपाय

क्या करें

✓ रोगी को सांत्वना देकर समझाएं कि यह रोग जल्द ही दूर हो जाएगा।

✓ पीसी हुई राई का लेप पेट पर लगाएं, फिर 15-20 मिनट बाद हटा दें। उलटी रुक जाएगी।

✓ उलटी का मूल कारण पता करके, उसका त्वरित व उचित उपचार कराएं।

✓ उलटी कर रहे बेहोश रोगी को करवट से लिटाएं।

क्या न करें

✗ बेहोश रोगी को पानी पिलाने की कोशिश न करें।

✗ एक बार में अधिक मात्रा में पानी न पिएं।

✗ देर रात तक न जगें।

✗ दीर्घकालीन उपवास करने से बचें।

उच्च रक्तचाप (हाई ब्लडप्रेशर)
(High Blood Pressure)

हृदय के निचले भाग के प्रकोष्ठ में संकुचन (Systole) होकर प्रत्येक धड़कन के साथ जो अधिकतम दबाव (प्रेशर) उत्पन्न होता है, उसे सिस्टोलिक और हृदय की मांसपेशियों के फैलने के समय जो कम-से-कम दबाव रहता है, उसे डायस्टोलिक प्रेशर कहते हैं। सामान्य तौर पर इन दोनों के संतुलित दबाव को ही ब्लडप्रेशर के नाम से जाना जाता है। एक स्वस्थ युवा का ब्लडप्रेशर 120/80 मिमी. मरकरी होता है। सिस्टोलिक प्रेशर 120 से 150 तक तथा डायस्टोलिक प्रेशर 60 से 90 मिमी. मरकरी तक सामान्य माना जाता है। 150 से ऊपर के सिस्टोलिक और 90 मिमी. मरकरी से ऊपर डायस्टोलिक प्रेशर उच्च रक्तचाप (हाई ब्लडप्रेशर) के नाम से जाना जाता है। ब्लडप्रेशर आयु और प्रकृति के अनुसार कम व अधिक हो सकता है।

कारण : आमतौर पर चिंता, शोक, क्रोध, भय के मनोविकारों, मानसिक आघात, रक्त में कोलेस्ट्रोल बढ़ने के कारण शिराओं और धमनियों के सिकुड़ने, गुर्दे की खराबी, वंश परंपरागत रोगों, शराब व धूम्रपान के अधिक सेवन, मोटापा, बहुत ज्यादा मानसिक परिश्रम और उसके अनुपात में शारीरिक परिश्रम न करना, अधिक भोजन करना, रजोनिवृत्ति, गठिया, ज्यादा नमक खाने की आदत, हृदय रोग आदि के कारणों से उच्च रक्तचाप का रोग पैदा होता है।

लक्षण : इस रोग में सिर के दोनों तरफ तेज सिर दर्द, सिर में भारीपन, चक्कर आना, थकावट महसूस करना, मानसिक और शारीरिक श्रम से अनिच्छा, नींद न आना, नेत्रों में खून उतर आना, सिर की नसों का स्पष्ट फड़कना, घबराहट, जी मिचलाना, गैस की तकलीफ, मानसिक तनाव से एकाग्रता का अभाव, सीने में दर्द, हाथ-पैर में झुनझुनी पैदा होना, लकवा लगना, बेहोश होकर अचेत पड़े रहना, चेहरा तमतमाया हुआ रहना, नाक व योनि से रक्तस्राव, सांस लेने में तकलीफ

मानो दमा हुआ हो आदि लक्षण देखने को मिलते हैं। यह रोग आजीवन चलता रहता है। इलाज न कराने पर हार्ट अटैक, पक्षाघात, दिमागी नस फटना, गुर्दों की खराबी के कारण आकस्मिक मौत का कारण बन सकता है।

क्या खाएं

✓ भोजन सुपाच्य, सादा, निरामिष तथा उचित मात्रा में करें।

✓ गेहूं व चने के आटे को बराबर की मात्रा में मिलाकर बनाई रोटी खूब चबा-चबा कर खाएं।

✓ नियमित रूप से भोजन के बाद छाछ का सेवन करें।

✓ युवावस्था में रोग होने पर सोयाबीन को रात में भिगोकर, सुबह उसका छिलका निकाल कर सुखा लें। 9 किलो गेहूं में एक किलो यह सोयाबीन मिलाकर पिसवा लें। इसकी चोकर सहित बनी रोटियां सुबह-शाम खाएं।

✓ फलों में सेब, पपीता, आंवला, ककड़ी, बेल, खजूर, मुनक्का, संतरा, केला आदि का सेवन करें।

✓ अरवी, आलू, टिंडा, पुदीना, लौकी, ताजी हरी सब्जियां, चौलाई, कद्दू, पत्ता गोभी, कच्चा दूध, दही, पनीर, काबुली चना, राजमा, मक्का, ज्वार, अंकुरित अनाज, मधु का सेवन इच्छानुसार करें।

✓ लहसुन में पाया जाने वाला एडीनोसीन नामक तत्त्व मांसपेशियों को ढीला कर रक्त नलिकाओं को फैलाने में मदद करता है, अतः प्रतिदिन इसकी 3-4 कलियां छीलकर चबा लें और गुनगुने पानी से निगल जाएं। इससे रक्त में कोलेस्ट्रोल की मात्रा कम होगी।

क्या न खाएं

✗ अधिक तेज मिर्च-मसालों से बने गरिष्ठ भोजन, तली चीजें, अधिक मात्रा में भोजन, रूखा-सूखा आहार, ठंडा और बासी भोजन न खाएं।

✗ मांस, मछली, अंडा, चाय, कॉफी, शराब, व्हिस्की व अन्य नशीले पदार्थ जैसे– तंबाकू, गुटखा का सेवन कम करते हुए छोड़ दें।

✗ मलाई युक्त दूध, मक्खन, नमक से परहेज करें।

रोग निवारण में सहायक उपाय

क्या करें

✓ शारीरिक परिश्रम बिल्कुल न छोड़कर नियमित रूप से व्यायाम करें।
✓ मोटापा न बढ़े, इसके लिए सुबह 4-5 किलोमीटर सामान्य गति से घूमने जाएं।
✓ योगाभ्यास में शवासन नियमित करें, ताकि शांति और ताजगी मिले।
✓ समय-समय पर विश्राम व मनोरंजन करें। तनाव रहित, प्रसन्न व शांत रहने का प्रयत्न करें।
✓ कब्ज न होने दें। अपना पेट साफ रखें।
✓ नियमित रूप से शरीर की मालिश करें।
✓ गुनगुने पानी से स्नान कर बदन को तौलिए से 4-5 मिनट तक रगड़ें।
✓ रुद्राक्ष की माला धारण करें। पंचमुखी रुद्राक्ष विशेष तौर पर उच्च रक्तचाप में लाभप्रद है।

क्या न करें

✗ रात्रि जागरण न करें।
✗ चिंता, क्रोध, ईर्ष्या, शोक, भय, मानसिक तनाव पैदा करने वाले कार्यों से बचें।
✗ धूम्रपान न करें।
✗ चर्बी और कोलेस्ट्रोल बढ़ाने वाला भोजन न करें।

एलर्जी
(Allergy)

जब हमारे शरीर में प्रकृति के विरुद्ध कोई पदार्थ या कोई विजातीय द्रव्य पहुंचता है, तब तत्काल शरीर में उसके विरुद्ध प्रतिक्रिया उत्पन्न होती है, जिसके कारण कुछ बीमारियों के लक्षण उत्पन्न होते हैं। इसी को एलर्जी के नाम से जाना जाता है।

कारण : एलर्जी किसी को भी, किसी भी उम्र में, किसी भी चीज से हो सकती है। जिस वस्तु से यह प्रतिक्रिया हो, वह एलर्जेंट कहलाता है। यह किसी भी खाद्य पदार्थ, फलों, सौंदर्य प्रसाधनों, पहनने के वस्त्रों, औषधियों, खर-पतवार, धूल, धुआं, फूलों, पेड़-पौधों, कीड़ों के जहर आदि में मौजूद हो सकता है।

लक्षण : एलर्जी के प्रमुख लक्षणों से त्वचा का लाल पड़ना, बड़े-बड़े चकत्ते पड़ना, खुजली, एग्ज़िमा, आंखें लाल होना, आंखों में सूजन आना, खुजली होना, पानी भर आना, अनियंत्रित छींकें आना, नाक से पानी टपकना, सांस में तकलीफ, दम घुटने का एहसास, खांसी, नजला-जुकाम, उलटी, पेट दर्द. अतिसार, हृदय की गति में अनियमितता, गले में खराश, दर्द होना, सिर चकराना आदि लक्षण देखने को मिलते हैं।

क्या खाएं

✓ प्राकृतिक रूप से शुद्ध एवं स्वच्छ भोजन करें।
✓ नाश्ते में केवल एक ही वस्तु एक बार में खाएं।
✓ भोजन में ऐसी ही चीजें खाएं, जिससे एलर्जी न हो।
✓ रोजाना कच्चे लहसुन की 3-4 कलियां छील कर चबा लें और ऊपर से पानी पिएं। शरीर को स्वस्थ रखने के लिए यह प्राकृतिक एंटीबायोटिक है।

✓ भोजन में पौष्टिकता की कमी को दूर करने के लिए फल, हरी सब्जियां, विटामिन सी, ई और बीटा केरोटिन, मैग्नेशियम युक्त चीजें खाएं, ताकि शरीर का इम्यून सिस्टम शक्तिशाली बने।

क्या न खाएं

✗ रासायनिक द्रव्यों से युक्त डिब्बा बंद भोज्य वस्तुएं खाने से बचें।
✗ नाश्ते में कई चीजें एक साथ मिलाकर न खाएं।
✗ अजीर्ण एवं अग्निमांद्य पैदा करने वाले गरिष्ठ भोजन सेवन न करें।
✗ एलर्जी पैदा करने वाली खाद्य सामग्री के सेवन से बचें।
✗ ऐसी दवाओं के सेवन से बचें, जिनसे आपको एलर्जी होती है।
✗ अशुद्ध जल का सेवन न करें।

रोग निवारण में सहायक उपाय

क्या करें

✓ एलर्जी पैदा करने वाले कारणों को पहचानें और उनसे दूर रहें।
✓ सरद-गरम मौसम में शरीर का बचाव करें।
✓ किसी भी सौंदर्य प्रसाधन का प्रयोग करने से पहले एलर्जी टेस्ट अवश्य कर लें, उसके बाद ही शरीर पर लगाएं।
✓ धूल आदि की सफाई हमेशा गीले कपड़े से करें।
✓ जिन एलोपैथिक दवाओं से आपको एलर्जी होती है, उनकी जानकारी डॉक्टर को अवश्य दे दें।
✓ अंडरवियर, ब्रा, मोजे आदि जहां तक हो सके सूती ही पहनें।
✓ पालतू प्राणियों को घर के बाहर ही रखने का इंतजाम करें।
✓ वाहन चलाते समय मास्क का प्रयोग करें।
✓ आंखों की रक्षा के लिए चश्मा, गॉगल लगाकर ही धूप में वाहन चलाएं।

क्या न करें

✗ त्वचा पर सौंदर्य प्रसाधन का इस्तेमाल बिना एलर्जी टेस्ट किए न करें।
✗ एलर्जी पैदा करने वाली दवाएं अपनी मर्जी से न खाएं।

✗ धूल, धुएं आदि प्रदूषित क्षेत्र में जाते समय बिना मास्क लगाए न जाएं।

✗ सिंथेटिक कपड़े न पहनें।

✗ फफूंद लगी खाद्य सामग्री न खाएं।

✗ पालतू प्राणियों द्वारा की गई गंदगी घर में यहां-वहां न फैलाएं।

एग्ज़िमा/पामा
(Eczema)

त्व चा पर छोटे-छोटे दानों के रूप में निकली फुंसियों में असह्य जलन, वेदना और खुजली होना एग्ज़िमा रोग की पहचान है। यों तो यह शरीर के किसी भी अंग में हो सकता है, लेकिन आमतौर पर कानों के पीछे, गर्दन पर, हाथ-पैरों की उंगलियों में तथा पैर की निचली ओर अधिक होता है।

कारण : एग्ज़िमा के प्रमुख कारणों में त्वचा का अति नाजुक एवं संवेदनशील होना, एलर्जी, मासिक धर्म की गड़बड़ी, अनुचित खान-पान, अपच, कब्ज, वृक्क शोथ, इरिटेशन, गाउट, रक्त विकार, वंशानुगत, सोरा या शीशा आदि विषैले तत्त्वों का शरीर में होना आदि होते हैं।

लक्षण : लक्षणों में सर्वप्रथम त्वचा पर तेज जलन होती है और वह स्थान लाल हो जाता है। खुजलाने पर जलन व दर्द होता है, फिर उस जगह पर छोटी-छोटी फुंसियां होकर उनमें मवाद (पस) पड़ जाता है। यह मवाद फूट कर जहां-जहां लगता है, वहां-वहां पर फुंसियां बढ़ती जाती हैं। ऐसे एग्ज़िमा को गीला तथा जब फुंसियों में मवाद नहीं पड़ता, उसे सूखा एग्ज़िमा कहते हैं। ज्यों-ज्यों रोगी आराम पाने के लिए खुजलाता है, त्यों-त्यों रोग का विस्तार होने के साथ-साथ कष्ट बढ़ता जाता है।

क्या खाएं

✓ शुद्ध, सादा, शाकाहारी, पौष्टिक भोजन करें।
✓ आहार में ज्वार, बाजरा आदि मिले अनाजों की रोटी को प्राथमिकता दें।
✓ अंकुरित अनाज में चना, मूंग, मोठ, उड़द, मसूर, सोयाबीन खाएं।
✓ कच्ची सब्जी, कच्ची सलाद में पत्ता गोभी, फूल गोभी, टिंडा, तुरई, मूली, गाजर, टमाटर, खीरा, ककड़ी रोजाना 250 ग्राम सेवन करें।

- ✓ नीबू, गाजर, ककड़ी का रस नियमित रूप से पिएं।
- ✓ घी की जगह नारियल का तेल सेवन करें।
- ✓ दूध, दही को इच्छानुसार नियमित लें।
- ✓ सोयाबीन की छाछ रोजाना सेवन करें।

क्या न खाएं

- ✗ मांस, मछली, अंडा, तले-भुने आहार, मिर्च-मसालेदार चटपटी खट्टी चीजें न खाएं।
- ✗ मीठी चीजों में चीनी, गुड़, मिठाई, टॉफी का सेवन न करें।
- ✗ चाय, कॉफी, शराब, धूम्रपान, तंबाकू, सॉफ्ट ड्रिंक्स से परहेज करें।
- ✗ नमक का सेवन बंद कर दें।
- ✗ डिब्बा बंद भोजन, जौ, जई, गेहूं के आटे का सेवन करने से बचें।

रोग निवारण में सहायक उपाय

क्या करें

- ✓ पीड़ित स्थान को नाखून से खुजलाने की बजाय सहलाएं।
- ✓ त्वचा की सफाई औषधि युक्त साबुन से रोजाना करें।
- ✓ शारीरिक सफाई की ओर पूरा ध्यान दें।
- ✓ कब्ज न पैदा हो, इसके लिए पेट साफ रखें।
- ✓ क्षारीय गुण वाले जल से रोजाना नहाएं। समुद्र स्नान का मौका मिले, तो अवसर न जाने दें। धूप स्नान भी लाभप्रद है।
- ✓ साफ, स्वच्छ, चिकनी पीली या काली मिट्टी का लेप रोगग्रस्त अंग पर लगा कर पट्टी बांधें और उस पर बार-बार ठंडा पानी डालें। मिट्टी रोग का ज़हर, खींचेगी और जलन, खुजली में राहत मिलेगी।
- ✓ इत्र या सौंदर्य प्रसाधनों का इस्तेमाल करने से पूर्व एलर्जी टेस्ट कर लें।

क्या न करें

- ✗ ऊनी, नायलोन, पोलीएस्टर के कपड़ें न पहनें।
- ✗ रोगग्रस्त अंग पर धूल, गंदगी जमा न होने दें।
- ✗ विजातीय विषाक्त पदार्थों नशा आदि का सेवन न करें।
- ✗ अंतरंग वस्त्रों को गंदे या गीले होने पर न पहनें।

कब्ज
(Constipation)

सुबह या आदत के अनुसार शाम को भी निश्चित समय पर शीघ्र और पूरी तरह शरीर से मल विसर्जन न होना कब्ज का रोग माना जाता है। यदा-कदा यह रोग सभी को हो जाता है, लेकिन इससे रोजाना परेशान रहना निश्चय ही स्वास्थ्य के लिए हानिकारक होता है। निरंतर कब्ज की शिकायत बनी रहने से शरीर और मन दोनों पर दुष्प्रभाव तो पड़ता ही है, बवासीर, भगंदर, साइटिका, फिशर आदि रोग भी जकड़ लेते हैं। इसीलिए कब्ज को विभिन्न रोगों की जड़ कहा जाता है।

कारण : कब्ज पैदा करने वाले कारणों में वक्त-बेवक्त भोजन करने की आदत, नियमित रूप से निर्धारित समय पर भोजन न करना, गरिष्ठ, तले हुए मैदे के व्यंजन, तेज मिर्च-मसालेदार चटपटे भोजन, ठीक से चबाए बिना बार-बार भोजन करना, रात का भोजन देर से करना, पहले का भोजन हजम हुए बिना फिर से भोजन खाना, मानसिक तनाव, चिंता, क्रोध या शोक की अवस्था में भोजन करना, भोजन में रेशेदार आहार का अभाव, चाय, कॉफी, तंबाकू, सिगरेट-बीड़ी का अधिक सेवन करना, भोजन के तुरंत बाद दिमागी मेहनत करना, मैथुन करना या सो जाना, व्यायाम बिल्कुल न करना, परिश्रम से जी चुराना आदि होते हैं।

लक्षण : कब्ज के लक्षणों में अरुचि, भूख खुलकर न लगना, पेट में भारीपन, मुंह में छाले, पेट फूलना, गैस की तकलीफ, शौच साफ न होना, मल सूखा, कड़ा और कम निकलना, सिर दर्द, जी मिचलाना, कमर तथा जोड़ों में दर्द, मन में ग्लानि, आलस्य, चिड़चिड़ापन, कलेजे में धड़कन मालूम पड़ना, नींद न आना, जीभ पर सफेद मैल जमा रहना आदि देखने को मिलते हैं।

क्या खाएं

✓ खाद्य पदार्थ जहां तक हो सके, प्राकृतिक रूप में ही सेवन करें।
✓ अंकुरित अनाज को प्राथमिकता दें। गेहूं के पौधे का रस पिएं।
✓ गेहूं, चना, जौ आदि की चोकर सहित मोटी रोटी चबा-चबा कर खाएं।
✓ भोजन में दलिया, खिचड़ी, मूंग, अरहर की दाल की मात्रा बढ़ाएं।
✓ फलों में केले, सेब, अनार, अमरूद, पपीता, आम, खरबूजा तथा सूखे मेवों में मुनक्का, अंजीर, किशमिश, बादाम आदि का सेवन करें।
✓ भोजन में रोटी से अधिक हरी-सब्जियों का सेवन करें।
✓ ककड़ी, शलगम, गाजर, मूली, टमाटर, पालक, मेथी, पत्ता गोभी, बथुआ, प्याज के छोटे-छोटे टुकड़े कर नीबू का रस मिलाकर सलाद की तरह नियमित खाएं।
✓ रात्रि में सोते समय गर्म मीठा दूध मुनक्के के साथ सेवन करें।
✓ दोपहर के भोजन के मध्य में और अंत में थोड़ा-थोड़ा छाछ पिएं।
✓ पेय पदार्थ जैसे शर्बत, सूप, लस्सी, मट्ठा, पानी अधिक सेवन करें।

क्या न खाएं

✗ गेहूं के आटे की रोटियां कम-से-कम खाएं।
✗ बासी, ठंडे गरिष्ठ, तले-भुने, मैदे के व्यंजन, मिर्च मसालेदार चटपटी चीजें, मांस, अंडा, उड़द की दाल, बैगन, अरवी (घुइयां), भिंडी, मसूर, चने की दाल का सेवन न करें।
✗ शराब, चाय, कॉफी, तंबाकू के सेवन से बचें।
✗ केला, सेब, प्याज, मूली, दही आदि रात्रि के भोजन में न खाएं।
✗ भोजन के पूर्व, मध्य और अंत में एक बार में अधिक मात्रा में पानी न पिएं।

रोग निवारण में सहायक उपाय

क्या करें

✓ 24 घंटों में सुबह-शाम दो बार शौच जाने की आदत डालें।
✓ सुबह कुल्ला करके शौच से पूर्व एक-दो गिलास पानी पिएं।
✓ प्रातः एवं सायं काल 2-3 किलोमीटर पैदल घूमने का नियम बनाएं।
✓ नित्य परिश्रम का कार्य या व्यायाम करें।

✓ भोजन के एक घंटा बाद एक-दो गिलास पानी पिएं।

✓ सरसों के तेल की पेट पर सुबह-शाम नियमित मालिश करें।

✓ कभी-कभार कब्जियत की तकलीफ बढ़ने पर ईसबगोल की भूसी गर्म दूध के साथ सोते समय सेवन करें।

क्या न करें

✗ आलस में बैठकर जीवन यापन करने की आदत न बनाएं।

✗ शौच की हाज़त लगने पर रोकने का प्रयत्न न करें।

✗ भोजन करने के तुरंत बाद मानसिक परिश्रम न करें।

✗ मानसिक तनाव, चिंता, क्रोध या शोक की अवस्था में भोजन न करें।

✗ कब्ज निवारण के लिए नियमित दवाएं सेवन करने की आदत न डालें।

कुष्ठ/कोढ़
(Leprosy)

जो रोग शरीर की धातुओं और अंगों को नष्ट करता है, उसे कुष्ठ रोग कहते हैं। यह मुख्यतः त्वचा, श्लेष्म कलाओं और तंत्रिकाओं का संक्रामक रोग है, जो 'बेसिलस' लेप्रो नामक जीवाणु से शरीर में मुंह, नाक, फटी हुई त्वचा, जननेंद्रियों के माध्यम से प्रवेश कर जाता है। रोगी के घनिष्ठ संपर्क से यह रोग एक स्वस्थ व्यक्ति को भी हो सकता है। एक बार यह रोग हो जाए, तो आजीवन बना रहता है। स्त्रियों की अपेक्षा पुरुषों को यह रोग अधिक होता है।

कारण : कुष्ठ रोग उत्पन्न होने के प्रमुख कारणों में विरुद्ध आहार, गरिष्ठ भोजन, नये अनाज, मछली, दही, अत्यंत खट्टे एवं लवण युक्त पदार्थों का सेवन, धूप में घूमकर आते ही या परिश्रम के तुरंत बाद ठंडा पानी पीने, अत्यधिक गर्म स्थान में रहने, उड़द, तिल, दूध, गुड़ सब एक साथ खाने, भोजन के तुरंत बाद मैथुन करने, नीच कर्म करने तथा वात, पित्त और कफ का कुपित होना आदि होते हैं।

लक्षण : कुष्ठ के लक्षणों में प्रारंभ में ज्वर होना, दुर्बलता, पाचन में गड़बड़ी, पेशियों में सुई चुभने जैसी पीड़ा, त्वचा पर उद्भेद उभरना, गांठें पड़ना, उनका फूटना और घाव होना, हाथ-पैर की अंगुलियां, पलकें, भौंहें, नाक की झिल्ली में गलाव पड़ना, चमड़ी का मुर्दा होना, स्वाद व गंध का ज्ञान लुप्त होना आदि देखने को मिलते हैं। अंग विकृति भी देखने को मिलती है।

क्या खाएं

✓ पौष्टिक भोजन खाएं। मूंग की खिचड़ी, चपाती भोजन में लें।
✓ अंकुरित चना, जिमीकंद, पालक, बथुआ, आंवला, अनार, दूध, मक्खन, घी, तुरई, कुलफा, फूल गोभी, परवल का अधिक सेवन करें।
✓ विटामिनों से भरपूर फल खाएं।

36

क्या न खाएं

✗ बादी, गरिष्ठ, तले, गर्म प्रकृति के खाद्य पदार्थों का सेवन न करें।

✗ मांस, मछली, मिर्च-मसाले, मसूर की दाल, आलू बैगन आदि न खाएं।

✗ नमक का पूर्ण परित्याग करें।

रोग निवारण में सहायक उपाय

क्या करें

✓ रोगी को अलग साफ-सुथरे स्थान पर रखें, स्वच्छता का पूर्ण ध्यान रखें।

✓ दूषित मनोवृत्तियों को दूर करने के लिए सूर्य उपासना, ईश्वर प्रार्थना, महापुरुषों, महात्माओं के दर्शन आदि सद्कर्म करें।

✓ गोमूत्र 2 चम्मच की मात्रा में छानकर सुबह-शाम नियमित सेवन करें।

✓ नीम के तेल में चालमोगरा का तेल बराबर की मात्रा में मिलाकर सारे शरीर पर सुबह-शाम नियमित मालिश करें।

✓ धैर्य, लगन, परहेज व डॉक्टर के निर्देशानुसार पूरा इलाज कराएं।

✓ शंख की ध्वनि रोज सुनें। इससे कुष्ठ के कीटाणु नष्ट होते हैं।

क्या न करें

✗ रोगी को गर्म, गंदे, अस्वस्थ वातावरण में न रखें।

✗ परस्त्री गमन, वैश्या गमन करने से बचें।

✗ तेज धूप में, अग्नि की आंच के निकट न बैठें।

✗ रोगी से घृणा न करें।

कृमि/पेट के कीड़े
(Worms)

अकसर बच्चों की आंत में कृमि पाए जाते हैं, लेकिन कुछ बड़े व्यक्ति भी इसका शिकार हो जाते हैं। अनेक प्रकार के परजीवी कृमि आंतों में जीवन यापन करते रहते हैं। बच्चा या वयस्क जो कुछ भी खाता-पीता है, उसके पोषक तत्त्वों से बने रस को ये कृमि चूस लेते हैं। परिणाम यह होता है कि पीड़ित व्यक्ति दुबला-पतला और कमजोर ही बना रहता है, चाहे कितना ही पौष्टिक आहार सेवन क्यों न करे। लंबे समय तक इस रोग का उपचार न कराने से रोगी एनीमिया, कुपोषण, आंतों में अवरोध, एलर्जी आदि का शिकार बन जाता है।

कारण : कृमि रोग उत्पन्न होने के कारणों में मुंह से नाखून कुतरने की आदत, बिना हाथ साफ किए भोजन करना, जमीन पर पड़ी खाने की चीज उठाकर खाना, अधपका मांस, अधिक मीठे पदार्थों का सेवन, अधिक पका केला, अमरूद खाना आदि होते हैं।

लक्षण : प्रमुख लक्षणों में रोगी का दुबला-पतला होना, चेहरा पीलापन लिए दिखना, बार-बार नाक और गुदा द्वार खुजलाना, आंखों के नीचे काला घेरा पड़ना, अधिक भूख लगना, पेट में मीठा-मीठा दर्द बना रहना, कभी-कभी बिल्कुल भूख न लगना, पेट के बल औंधा सोना, पेट बड़ा और कड़क होना, नींद में दांत किटकिटाना, बिस्तर में पेशाब करना, पेशाब सफेद खड़िया की तरह जमना, नींद में बेचैनी, जी मिचलाना, लार टपकना, हाथ-पांव ठंडे बने रहना, चिड़चिड़ा रहना, जिद्दी स्वभाव, बात-बात में रोना, चिल्लाना आदि हैं।

क्या खाएं

✓ आटे में नमक और खाने का सोडा मिलाकर तैयार की गई रोटी खाएं।
✓ पुराने चावल, मूंग, मसूर, अरहर की दाल आहार में लें।

✓ सब्जियों और फलों में करेला, बथुआ, परवल, पुदीना, प्याज, मेथी, टमाटर, गाजर, शहतूत, आंवला, नीबू, सेब, पेठा, अखरोट सेवन करें।

✓ नारियल का पानी पीकर कच्चा नारियल रोजाना खाएं।

✓ टमाटर, गाजर या बथुए का रस एक कप की मात्रा में सुबह-शाम पिएं।

✓ 4-5 लहसुन की कच्ची कलियां सुबह-शाम शहद के साथ सेवन करें।

✓ करेला, तुलसी, पुदीने का रस या एक कप नमक मिली छाछ भोजन के बाद पिएं।

क्या न खाएं

✗ सब्जियों और फलों को बिना धोए, साफ किए न खाएं।

✗ मांस, मछली पूरी तरह से न पकी हो, तो उसे खाने से बचें।

✗ तली, भुनी बेसन की चीजें, उड़द, तिल, आलू, खीरा सेवन न करें।

✗ अधिक मिठाइयां, चाकलेट, चीनी, शर्बत, शहद, गुड़ से परहेज करें।

रोग निवारण में सहायक उपाय

क्या करें

✓ भोजन करने के पूर्व हाथों की अच्छी तरह सफाई करें।

✓ जमीन पर पड़ी खाद्य सामग्री उठाकर कचरे में डाल दें।

✓ हाथों के नाखून भली प्रकार काट कर रखें, ताकि उनमें मैल जमा न हो सके।

✓ पीने का पानी उबालकर या फिल्टर द्वारा छानकर ही प्रयोग में लें।

✓ बच्चों की मुंह में अंगुली डालने की आदत को छुड़ाएं।

✓ आंतों में मल जमा न हो, इसके लिए पेट साफ रखें। जरूरत पड़े तो लहसुन के काढ़े का एनिमा लगाएं। कृमि मर कर निकल जाएंगे।

✓ जैतून का तेल, घासलेट, मिट्टी का तेल या हींग को पानी में घिस कर रुई का फोया भिगोकर गुदा में प्रवेश कराने से थ्रेड वार्म नष्ट हो जाएंगे।

क्या न करें

✗ बच्चों को मिट्टी, धूल लगी गंदी चीजें खाने से रोकें।

✗ फैशन के चक्कर में नाखूनों को न बढ़ाएं।

✗ यहां-वहां का गंदा, बिना उबला पानी सेवन न करें।

खांसी
(Cough)

यह रोग बच्चे, बूढ़े, जवान, स्त्री अथवा पुरुष सभी को कभी भी हो सकता है। इतना साधारण-सा लगने वाला यह रोग किसी-न-किसी उम्र में हरेक को तंग कर चुका होता है। कहावत मशहूर है—'लड़ाई का घर हांसी, और रोग का घर खांसी।' वास्तव में देखा जाए, तो खांसी स्वयं कोई रोग नहीं, बल्कि दूसरे रोगों का लक्षण मात्र है। यह सर्दी-जुकाम, निमोनिया, तपेदिक, दमा, ब्रोंकाइटिस, प्लूरिसी, कुकर खांसी और जिगर की खराबी आदि रोगों में हुआ करती हैं। मुख्य रूप से यह सूखी, तर और दौरे के रूप में उठने वाली खांसी के नाम से जानी जाती है।

कारण : खांसी उत्पन्न होने के प्रमुख कारणों में गले और फेफड़े के भीतरी भाग में सूजन होना, फेफड़ों की छोटी-छोटी नलिकाओं में उत्तेजना पैदा होने से, कीटाणुओं का संक्रमण, धूल या धुएं के कणों से एलर्जी होना आदि होते हैं।

लक्षण : इस रोग में सीने में जकड़न महसूस होना, सूखी खांसी में बलगम न निकलना, तर खांसी में आसानी से और ज्यादा बलगम निकलना आदि लक्षण दिखाई देते हैं।

क्या खाएं

- ✓ भोजन में चोकर सहित आटे की रोटियां सेवन करें। भोजन की मात्रा घटा दें।
- ✓ फलों में मीठा संतरा, मौसमी, पपीता, चीकू, खरबूजा, अमरूद, खजूर, अंजीर सेवन करने से मेदे और फेफड़ों में तरावट पहुंचती है और बलगम आसानी से निकल जाता है।
- ✓ बकरी का दूध, चाय, कॉफी, गर्म जल में ग्लूकोस मिलाकर पिएं।

✓ बथुआ, मकोय, मूली, मेथी, मिस्री, लौंग, हलदी, शहद, माल्टा, दालचीनी, पालक का सेवन करें।

✓ जब-जब प्यास लगे गर्म जल का सेवन करें। दिन भर में 2 से 3 लीटर गुनगुना गर्म जल ही पिएं।

✓ मुलहठी, दालचीनी, लौंग, हलदी, मिस्री, छोटी इलायची चूसते रहें।

क्या न खाएं

✗ चावल खाना बिल्कुल बंद कर दें। ज्यादा मिठाई से परहेज करें।

✗ घी या तेल में तले अधिक मिर्च-मसालेदार, खट्टे, तीखे, चरपरे खाद्य पदार्थों के सेवन से बचें।

✗ बर्फ युक्त ठंडे पेय, शर्बत, लस्सी आदि का सेवन न करें।

✗ फ्रिज, कूलर का ठंडा पानी न पिएं।

रोग निवारण में सहायक उपाय

क्या करें

✓ सुबह-शाम घूमने का नियम बनाएं, ताकि शुद्ध वायु सेवन का मौका मिले।

✓ नियमित रूप से हलका व्यायाम करें।

✓ कब्ज की शिकायत रहती हो, तो उसे दूर करने के उपाय करें।

✓ ऋतु के अनुकूल कपड़े पहनें। सर्दी में गर्म कपड़े अवश्य पहनें।

✓ रात में सोते समय गुनगुना पानी शहद मिलाकर घूंट-घूंट कर पिएं।

क्या न करें

✗ नंगे बदन या कम कपड़ों में ठंडे स्थानों पर न जाएं।

✗ शरीर को पानी से भीगने न दें। नहाने के लिए ठंडे पानी का प्रयोग न करें।

✗ खिड़की-दरवाजे बंद करके हीटर चला कर न सोएं।

✗ भीड़-भाड़ तथा गंदे, धुएं युक्त वातावरण में न जाएं।

✗ एकाएक गर्म से सर्द या सर्द से गर्म वातावरण में न जाएं।

✗ धूम्रपान का शौक छोड़ दें।

खुजली
(Scabies)

त्वचा पर किसी कारण से खुजलाहट हो, तो उसे बार-बार खुजलाने से खुजली पैदा होती है। यह रोग स्वतंत्र रूप से कम, लेकिन अनेक रोगों के साथ लक्षण के रूप में अधिक प्रकट होता है।

कारण : खुजली उत्पन्न होने के प्रमुख कारणों में कई-कई दिनों तक स्नान न करना, शारीरिक स्वच्छता की ओर ध्यान न देना, मैले-कुचैले कपड़े पहनना, ऊनी वस्त्रों का त्वचा से सीधा संपर्क होना, पसीना सूखने से जीवाणुओं का संक्रमण, विषैले तत्त्वों का त्वचा से संपर्क, मधुमेह, जूं, पामा, गुदा व योनि का संक्रमण, कृमि रोग आदि होते हैं।

लक्षण : खुजली में लक्षणों के रूप में बार-बार खुजलाने की इच्छा होना, खुजली आना, खुजलाते-खुजलाते त्वचा पर प्रदाह युक्त फुंसी उभरना, उसका छिलना, दिन की अपेक्षा रात्रि में कष्ट का बढ़ना, नींद न आना, धूप में निकलने, आग के पास बैठने या गर्म पानी से नहाने से कष्ट बढ़ना जैसे अनेक लक्षण देखने को मिलते हैं। यों तो यह रोग शरीर के लगभग सभी अंगों में हो सकता है, लेकिन विशेष रूप से हाथ-पैर की अंगुलियों के बीच, बगल, जांघ, कमर, यौन अंगों के आसपास, टखने, कोहनियों के पीछे, चूचुक, नाभि, घुटने के आसपास, तथा पैरों के ऊपरी भाग आदि में अधिक होता है।

क्या खाएं

✓ चने के आटे की बनी रोटियां बिना नमक मिलाए कुछ माह सेवन करें।
✓ कच्चे हरे चने जब तक उपलब्ध हों रोजाना खाएं।
✓ टमाटर, जिमीकंद, परवल, बथुआ, मूंग की दाल भोजन में खाएं।
✓ दिन भर में 3-4 बार एक-एक कप की मात्रा में दूध पिएं।

क्या न खाएं

✗ गुड़, गन्ने का रस, मिठाइयां, चाकलेट आदि मीठी चीजें सेवन न करें।

✗ तली हुई मिर्च-मसालेदार चीजें, अचार, पापड़, दही, मूंगफली से परहेज करें।

✗ मांसाहार, शराब, सूखे मेवे, मक्खन, नमक भी सेवन न करें।

✗ ठंडा, बासी, होटल का खाना न खाएं।

रोग निवारण में सहायक उपाय

क्या करें

✓ पेट साफ करने के लिए एनिमा लगाएं।

✓ नारियल के तेल में नीबू का रस मिलाकर पीड़ित अंग में 3-4 बार मलें।

✓ यौन अंगों और उनके आसपास की तकलीफ में फिटकरी गर्म पानी में घोलकर रोजाना सफाई करें।

✓ नीम का तेल या लैवेंडर आइल पीड़ित अंग में 3-4 बार लगाकर मलें।

✓ खुजली के अंग पर बर्फ लगाएं।

✓ रोगी के नाखून कटवा दें।

क्या न करें

✗ तन को गंदा न रखें मैले-कुचैले कपड़े न पहनें।

✗ बिना बनियान आदि आंतरिक वस्त्र पहने, सीधे ऊनी वस्त्र न पहनें।

✗ नायलोन के मोजे, पोलिस्टर के कपड़ों का उपयोग न करें।

✗ रासायनिक, जहरीली चीजों को सीधे त्वचा के संपर्क में न आने दें।

गर्भावस्था
(Pregnancy)

गर्भकाल के 280 दिन यानी पूरे नौ माह दस दिन के दौरान अनेक रोगों के उपसर्ग उत्पन्न होते रहते हैं, जिनमें मुख्य रूप से जी मिचलाना, वमन की इच्छा, वमन होना, मुंह में पानी भर आना, छाती में जलन, सिर भारी होना, चक्कर आना, कमजोरी, खून की कमी, पीठ और कमर में दर्द होना, बेहोशी आना, पैरों में सूजन, ऐंठन, पेशाब थोड़ा-थोड़ा होना, बार-बार पेशाब की हाजत होना, पेशाब में जलन, कब्जियत, दस्त लगना, पैर में अकड़न, दर्द की वजह से नींद न आना, बवासीर, दिमागी अशांति, रक्तस्राव, जननेंद्रिय में खुजली, दिल की धड़कन बढ़ना, ज्वर, मलेरिया आदि मुख्य हैं।

क्या खाएं

✓ भोजन में सात्त्विक, सुपाच्य, पौष्टिक आहार पर्याप्त मात्रा में सेवन करें।
✓ पूरे गर्भकाल में दूध और शहद नियमित रूप से पिएं।
✓ गेहूं की रोटी, चावल, घी, मट्ठा, पनीर, दही, मलाई नियमित खाएं।
✓ फल-सब्जियों में नारंगी, मौसमी, नारियल, संतरा, सेब, आम, केला, अनार, अंगूर, खजूर, किशमिश, गाजर, शलगम, पालक, मूली, टमाटर, प्याज, गोभी, आलू का सेवन करें।
✓ अन्य दालों की अपेक्षा मूंग की छिलके वाली दाल ही खाएं।
✓ प्रोटीन प्राप्ति के लिए सोयाबीन, अंडा, मछली आहार में सम्मिलित करें।

क्या न खाएं

✗ बासी, गरिष्ठ, तला हुआ, मिर्च-मसालेदार चटपटा आहार न खाएं।
✗ शराब, मांस, अचार, चाय, कॉफी का सेवन न करें।

44

✗ मूंगफली एक बार में अधिक मात्रा में न खाएं।
✗ विभिन्न प्रकार की दालों का अधिक सेवन न करें।

कष्ट निवारण में सहायक उपाय

क्या करें

✓ शारीरिक स्वच्छता का पूरा ध्यान रखें। नियमित स्नान करें।
✓ हलके-फुलके व्यायाम के लिए प्रातःकाल सैर करने जाएं।
✓ ढीले-ढाले आरामदेह वस्त्र पहनें।
✓ पर्याप्त मात्रा में जल का सेवन करें।
✓ घर के दैनिक कार्य करती रहें।

क्या न करें

✗ दिन में अधिक न सोएं और रात्रि में देर तक न जागें।
✗ दौड़ना, कूदना, नाचना या अधिक परिश्रम न करें।
✗ साइकिल चलाना, घोड़े की सवारी न करें तथा उकड़ू न बैठें।
✗ वस्त्र इतने तंग न पहनें कि छाती, पेट, कमर पर दबाव पड़े।
✗ किसी भारी चीज को बल लगाकर न उठाएं।
✗ बहुत अधिक आराम न करें।

गठिया/सन्धिवात
(Rheumatism/Gout)

अकसर कूल्हे, घुटने, हाथ, पीठ आदि के जोड़ों या अस्थि संधियों में गठिया रोग की शिकायत पैदा होती है। इसमें रोगी को बहुत ही पीड़ा होती है और कभी-कभी विकार ग्रस्त अंग पंगु हो जाता है, जिससे उठने, बैठने, चलने, मुड़ने में काफी दिक्कतें आती हैं। सर्दियों में इस रोग का प्रकोप अधिक होता है।

कारण : गठिया उत्पन्न होने के प्रमुख कारणों में मांसाहारी, मिर्च-मसालेदार, गरिष्ठ, तले भोजन का अधिक सेवन, अपच, भोजन के तुरंत बाद अधिक पानी पीना, कुपोषण, परिश्रम के बाद या धूप-गर्मी से आने पर तुरंत ठंडा पानी पीना, व्यायाम न करना या बहुत अधिक व्यायाम करना, संधियों में यूरिक एसिड का जमा होना आदि होते हैं।

लक्षण : रोग के लक्षणों में जोड़ों में सूजन, जोड़ों में दर्द, ज्वर, चक्कर आना, उठने-बैठने में जोड़ों में असहनीय दर्द, चलने-फिरने की लाचारी, थकावट महसूस होना, शरीर की दुर्बलता, भूख न लगना, वजन कम होना, शारीरिक अंगों का विकृत होना आदि देखने को मिलते हैं।

क्या खाएं

✓ भोजन में संतुलित, सुपाच्य, चोकर युक्त आटे की रोटी, छिलके वाली मूंग की दाल खाएं।

✓ हरी सब्जियों में सहिजन, ककड़ी, लौकी, तुरई, पत्ता गोभी, टमाटर, परवल, गाजर, अदरक, लहसुन का सेवन करें।

✓ अधिक पानी युक्त फल जैसे खरबूजा, तरबूज, पपीता, खीरा अधिक खाएं।

✓ पेठे का जूस, गुड़, अंकुरित अनाज, बार्ली वाटर, साबूदाना भी अपनी रुचि के अनुसार सेवन करें।

46

क्या न खाएं

✗ बासी, गरिष्ठ, घी-तेल में तले हुए, मिर्च-मसालेदार भोजन न खाएं।

✗ चाय, शराब, मक्खन, भिंडी, अरवी, उड़द की दाल, चावल, मांस, मसूर की दाल के सेवन से परहेज करें।

✗ वायु पैदा करने वाले, यूरिक एसिड बढ़ाने वाले आहार न खाएं।

✗ खटाई युक्त चीजें दही, इमली, सिरका आदि का सेवन न करें।

रोग निवारण में सहायक उपाय

क्या करें

✓ बिस्तर पर आराम करें। पीड़ित अंग पर फलालैन का कपड़ा लपेटें।

✓ नमक मिले गर्म पानी में कपड़ा भिगोकर निचोड़ लें, फिर इससे पीड़ित अंग की सिकाई करें।

✓ नियमित टहलना, घूमना-फिरना, व्यायाम एवं मालिश करें।

✓ कब्ज दूर करने के लिए एनिमा लगवाएं।

✓ सीढ़ियां चढ़ते समय, घूमने-फिरने जाते समय छड़ी का प्रयोग करें।

क्या न करें

✗ ठंडी हवा, नमी वाले स्थान व ठंडे पानी के संपर्क में न रहें।

✗ घुटने के दर्द में पालथी मार कर न बैठें।

✗ अधिक आराम करने की आदत न डालें।

✗ दर्द निवारक दवाओं की आदत न डालें।

गुर्दे के रोग/पथरी
(Renal Diseases)

गुर्दे संबंधी रोगों में गुर्दे में सूजन (नेफ्राइटिस), गुर्दे का दर्द (रेनल कोलिक), गुर्दे की पथरी (रेनल केल्कुलस), गुर्दे में पीव होना आदि आते हैं। आजकल गुर्दे और मूत्राशय में पथरी का बनना एक आम समस्या बन गई है।

कारण : पथरी उत्पन्न होने के प्रमुख कारणों में पेशाब में यूरिक एसिड, फास्फोरस, कैल्शियम और ऑक्ज़िलिक एसिड की अधिकता होती है। ये तत्त्व आपस में मिलकर गोल, चपटी, चिकनी, खुरदरी मटर के दानों जैसी सख्त आकृति का रूप ले लेते हैं। इसके अतिरिक्त शरीर में अतिरिक्त उष्णता बढ़ना, गर्म जलवायु का असर, पानी कम पीना और परिश्रम की अधिकता से पसीना अधिक निकलना, फल, सब्जियों, सलाद, मांसाहार का अधिक सेवन, अधिक श्रम वाले व्यायाम करना, विटामिन डी की विषाक्तता, थायराइड ग्रंथि की अति सक्रियता आदि कारण भी होते हैं।

लक्षण : गुर्दे में पथरी होने पर लक्षणों के रूप में चेहरे व पैरों में सूजन, पेशाब करते समय दर्द, जलन, पेशाब का रुक-रुक कर आना, शिश्न के अग्र भाग में असह्य पीड़ा, मूत्राशय में पथरी की उपस्थिति से बेचैनी, उबकाई, उलटी आना, बार-बार पेशाब करने की इच्छा, कमर में हलका या तीव्र दर्द आदि देखने को मिलते हैं।

क्या खाएं

✓ गेहूं के आटे से चोकर निकाल कर बनी चपाती खाएं।
✓ जौ से बनी चीजें जैसे—चपाती, धानी, सत्तू का अधिक सेवन करें।
✓ हरी सब्जियों में सहिजन, करेला, ताजी मटर की फलियां, शलगम, पुराना कद्दू, अदरक आदि का सेवन करें।

- ✓ फलों में आम, खरबूजा, तरबूज, अंगूर, पपीता, खीरा, नारियल, नाशपाती, अनन्नास, सेब, ककड़ी, गाजर आदि अपनी इच्छानुसार खाएं।
- ✓ आलू, इलायची तथा गन्ना चूसना भी लाभप्रद है।
- ✓ पथरी के दर्द के समय जौ, अलसी के बीजों का जल सेवन कराएं।
- ✓ गर्म पानी थोड़ी-थोड़ी मात्रा में अनेक बार पिएं।

क्या न खाएं

- ✗ देर से पचने वाली गरिष्ठ चीजें सेवन न करें।
- ✗ आवश्यकता से अधिक मात्रा में भोजन कर शरीर का भार न बढ़ाएं।
- ✗ नमकीन चीजें, चटनी, पापड़, अचार, चाय, कॉफी, शराब, बीयर, सोडा, कोल्ड ड्रिंक्स, मांस, मछली के सेवन से परहेज करें।
- ✗ हरी सब्जियों में पालक, टमाटर, बैगन, मूली, जिमीकंद, कचालू, प्याज, भिंडी, चुकंदर आदि का सेवन न करें।
- ✗ फलों में स्ट्राबेरी, आड़ू, बेर, अंजीर, रसभरी तथा किशमिश, मुनक्का जैसे ड्राई फ्रूट के सेवन से परहेज करें।
- ✗ दूध और दूध से बने पदार्थ दही, पनीर, मक्खन, टॉफी, चाकलेट का सेवन न करें।

रोग निवारण में सहायक उपाय

क्या करें

- ✓ बिस्तर पर पूर्ण आराम करें।
- ✓ दर्द की जगह पर गर्म सिकाई करें।
- ✓ शरीर को उस अवस्था में रखें, जिसमें दर्द में आराम मिले।
- ✓ योगासन में हलासन, भुजंगासन, धनुरासन, पवन मुक्तासन करें।

क्या न करें

- ✗ पेशाब और शुक्र (वीर्य) के वेग को न रोकें।
- ✗ अपनी मर्जी से दर्द निवारक एलोपैथिक दवाएं सेवन न करें।
- ✗ व्यायाम जारी न रखें।

गैस की शिकायत/वायु विकार/अफारा
(Flatulence)

आज कल के मशीनी युग की भाग-दौड़ में गैस की शिकायत एक आम समस्या बन गई है। शहरों में प्रायः हर व्यक्ति गैस की परेशानी से पीड़ित है। गांवों में भी अधिकांश लोग इस रोग से परेशान होते हैं।

कारण : पेट में गैस बनने के प्रमुख कारणों में असंयमित तथा अनियमित आहार-विहार करना, चाय, कॉफी, शराब, धूम्रपान की लत, अधिक खट्टे, तीखे, मिर्च-मसालेदार, गरिष्ठ पदार्थ खाना, रात्रि जागरण करना, समय पर न सोना, पानी कम पीना, परिश्रम बिल्कुल न करना, मानसिक तनाव, चिंता, शोक में डूबे रहना, प्राकृतिक वेगों को रोकना, भोजन में सलाद का सेवन न करना, चना, मटर, उड़द, मूंग, आलू, मसूर, चावल आदि का भोजन में अधिक सेवन, कब्ज की शिकायत, बेमेल भोजन करना आदि होते हैं।

लक्षण : इस रोग में डकारें आना, अपानवायु का बार-बार निकलना जिससे आराम महसूस होना, पेट में गैस भरने से बेचैनी, घबराहट, छाती में जलन, आंतों में गड़गड़ाहट की आवाजें, पेट व पीठ में हलका दर्द, सिर भारी होना, दर्द की शिकायत, दस्त साफ न होना, भूख खुलकर न लगना, आलस्य व थकावट, नाड़ी दुर्बलता, नींद न आना, दिल की धड़कन बढ़ना आदि लक्षण देखने को मिलते हैं।

क्या खाएं

✓ भूख लगने पर ही सुपाच्य, सादा, प्राकृतिक भोजन करें।
✓ भोजन के बीच-बीच में लहसुन की कली, हींग अल्प मात्रा में खाएं।
✓ भोजन के बाद थोड़ा-सा गुड़ खाएं। दोपहर के भोजन के बाद एक कप छाछ पिएं।
✓ हरी सब्जियों में मूली, बथुआ, करेला, सहिजन, मेथी, अदरक, नीबू, पालक, आंवला, टिंडा, हरा धनिया अधिक सेवन करें।

✓ सुबह-शाम के भोजन के बाद छोटी हरड़ मुंह में डाल कर चूसें।

✓ आधा चम्मच अजवाइन में चुटकी भर काला नमक मिलाकर भोजन के बाद चबाएं और गुनगुना पानी पी लें।

क्या न खाएं

✗ बासी, गरिष्ठ, तले, मिर्च-मसालेदार, चटपटे भोजन से परहेज करें।

✗ भोजन में आलू, मटर, अरवी, चना, अरहर, सेम, उड़द की दाल, चावल न खाएं।

✗ चाय, कॉफी, तंबाकू, शराब, सिगरेट का सेवन न करें।

✗ भोजन के साथ अधिक मात्रा में पानी न पिएं।

✗ भोजन जल्दी-जल्दी, बिना चबाए न निगलें।

रोग निवारण में सहायक उपाय

क्या करें

✓ प्रतिदिन कोई-न-कोई व्यायाम करने की आदत बनाएं। शाम को घूमने जाएं। वैसे प्रातःकाल का भ्रमण श्रेष्ठ होता है।

✓ रात्रि में जल्दी सोकर पूरी व गाढ़ी नींद लें।

✓ सप्ताह में एक दिन का उपवास करें।

✓ सुबह उठते ही कुल्ला कर एक गिलास पानी पीने की आदत डालें।

✓ गर्म जल में तारपीन का तेल मिलाकर पेट की मालिश करके सिकाई करें।

क्या न करें

✗ भोजन करते समय मानसिक तनाव, चिंता, भय, क्रोध, ईर्ष्या के विचार मन में न लाएं। बाद में भी इनसे बचें।

✗ दिन में सोने की आदत छोड़ दें।

✗ भोजन के तुरंत बाद शारीरिक या मानसिक परिश्रम न करें।

✗ प्राकृतिक वेगों यानी अपानवायु, मल, मूत्र, छींक, वमन, प्यास, भूख, नींद आदि को न रोकें।

चक्कर आना
(Giddiness/Vertigo)

इस रोग में रोगी को ऐसा प्रतीत होता है, जैसे उसके चारों ओर की वस्तुएं चक्र के समान गोलाई में घूम रही हैं। यूं तो चक्कर आना एक आम समस्या है, लेकिन इसे मामूली कारण समझ कर गंभीरता से न लेना ठीक नहीं। यह किसी गंभीर बीमारी का संकेत भी हो सकता है। चक्कर का पहली बार आना भविष्य में बार-बार होने वाले चक्करों के दौरों का प्रतीक समझना चाहिए।

कारण : चक्कर आने के प्रमुख कारणों में रक्त शर्करा के स्तर में गिरावट, एनीमिया (खून की कमी), रक्तचाप का कम या ज्यादा होना, अत्यधिक मानसिक या शारीरिक परिश्रम से उत्पन्न थकान, मानसिक तनाव, भय, सिर में चोट, हार्ट ब्लाक, हृदय की धड़कन में असामान्यता, कान में वायरल संक्रमण, नजर की कमजोरी में चश्मा न लगाना, मस्तिष्क में रक्त की कमी, नस का फटना, ब्रेन हेमरेज, ब्रेन ट्यूमर, खाद्य पदार्थों, दवाओं से एलर्जी, माइग्रेन, उपवास से शारीरिक दुर्बलता, शराब आदि नशीली चीजों का अधिक मात्रा में सेवन आदि होते हैं।

लक्षण : चक्कर आने के प्रमुख लक्षणों में सिर चकराना, शरीर झूलने की अनुभूति, आंखों के आगे धुंधलापन, अंधेरा छाना, चेहरा फीका व शरीर ठंडा होना, कमजोरी, चक्कर खाकर गिरना, शरीर में झुनझुनी या सुन्नता, जी मिचलाहट, उबकाई, उलटी आना, कानों में घूं-घूं की आवाज, बोलने में कठिनाई आदि देखने को मिलते हैं।

क्या खाएं

✓ सात्त्विक, सुपाच्य, भोजन समय पर सेवन करें।

✓ कमजोरी से चक्कर आने में एक कप पानी या दूध में एक चम्मच ग्लूकोज घोलकर पिएं।

✓ गर्मी के मौसम में चक्कर आएं या घबराहट हो, तो आंवले का शर्बत पिएं।

✓ घी में 50 ग्राम मुनक्का हलके सेंक कर स्वादानुसार सेंधा नमक मिलाकर दिन में तीन बार में खाएं।

✓ एक चम्मच तुलसी के रस में 2 काली मिर्च पीस कर मिला लें। सुबह-शाम सेवन करें।

क्या न खाएं

✗ शराब, तंबाकू नशीली चीजें न खाएं।

✗ एलोपैथिक दवाएं अपनी मर्जी से न खाएं।

✗ बहुत अधिक और गरिष्ठ भोजन न करें।

रोग निवारण में सहायक उपाय

क्या करें

✓ चक्कर आने पर तुरंत बैठ जाएं। सुविधा होने पर बिस्तर पर लेट जाएं। आंखें बंद कर लें।

✓ सोने की कोशिश करें। नींद आने पर पर्याप्त सोएं।

✓ नियमित रूप से व्यायाम या योगासन करें और सुबह की सैर करें।

✓ मधुमेह को नियंत्रण में रखें। एनीमिया का इलाज कराएं।

✓ सिर पर बादाम के तेल की मालिश करें।

✓ आंखों की कमजोरी में उचित नंबर का चश्मा लगाएं।

✓ आंखों, गर्दन और सिर की कसरतें फिजियोथेरापिस्ट से सीखकर रोज करें।

क्या न करें

✗ बार-बार चक्कर आते हों, तो अकेले बाहर न घूमें।

✗ ऊंची-नीची जगहों, अंधेरे, फिसलन भरी राहों में न चलें।

✗ चाय, बीड़ी-सिगरेट का सेवन न करें।

✗ साइकिल, स्कूटर, कार न चलाएं।

✗ बालकनी या किसी ऊंचे स्थान से नीचे न झांकें।

✗ कठिन मानसिक व शारीरिक परिश्रम न करें।

✗ आग व जलाशय से दूर रहें। तैरना छोड़ दें।

जलोदर/उदर में पानी भरना
(Dropsy)

इस बीमारी में पेट में पानी भर जाता है, जिससे सूजन आने के कारण पेट का आकार बढ़ जाता है। व्यक्ति अनेक प्रकार के पाचन संबंधी रोगों से ग्रस्त हो जाता है और चलने-फिरने में भी बहुत कष्ट होता है।

कारण : जलोदर उत्पन्न होने के प्रमुख कारणों में यकृत, हृदय, गुर्दे, प्लीहा, फेफड़े, अग्न्याशय आदि अंगों के कार्यों में आई विकृति, रक्त संचार में बाधा उत्पन्न होना, कामला (पीलिया), बवासीर, अग्निमांद्य रोग, नाड़ी अर्बुद, क्षय, कैंसर, रक्त वाहिनियों की बीमारियां आदि होते हैं।

लक्षण : इस रोग के लक्षणों के रूप में पेट का आकार बड़ा होना, जिस करवट लेटें उसी ओर का पेट फूलना, हृदय की धड़कन बढ़ना, सांस लेने में कठिनाई, बेचैनी, उठने-बैठने, चलने में कष्ट, कब्ज की शिकायत, टांगें सूजना, हिलने-डुलने से उदर में जल तरंगों का निनाद स्पष्ट सुनाई पड़ना, पेट दबाने पर पानी की गति मालूम पड़ना आदि देखने को मिलते हैं।

क्या खाएं

- ✓ भोजन में पुराने चावल का भात, मूंग की दाल, जौ का मांड़ खाएं।
- ✓ पिप्पली दूध में उबाल लें, फिर छान कर 2-3 बार पिएं।
- ✓ प्यास लगने पर पानी की जगह मक्खन निकला हुआ मट्ठा, मीठे अनार का रस, मूली के पत्तों और गाजर का रस सेवन करें।
- ✓ साग-सब्जियों में करेला, लाल सहिजन, मूली, लहसुन, कासनी, प्याज, मकोय, परवल, पालक, शलगम, सेम, बैगन आदि खाएं।
- ✓ फलों में आम, अंजीर, मीठे अनार, खरबूजा, पपीता आदि का सेवन करें।

क्या न खाएं

✗ भारी, गरिष्ठ, तले हुए, मिर्च-मसालेदार भोजन न खाएं।

✗ खिचड़ी, नये चावल का भात, खट्टी चीजें, दही, नमक, तंबाकू नशीली चीजें, मछली तथा अधिक पानी का सेवन न करें।

✗ चाय, कॉफी, कोल्ड ड्रिंक्स से परहेज करें।

रोग निवारण में सहायक उपाय

क्या करें

✓ प्रातः एवं सायं काल खुली हवा में टहलें।

✓ स्नान गर्म पानी से ही करें।

✓ शरीर में शीतल वायु न लगे, इसके लिए हमेशा गर्म कपड़े पहनें।

✓ पेशाब की हाजत लगने पर मूत्र त्याग अवश्य करें।

क्या न करें

✗ किसी भी प्रकार का व्यायाम, आसन न करें।

✗ कब्ज की शिकायत पैदा न होने दें।

ज्वर/बुखार
(Fever)

संसार में सबसे ज्यादा पाई जाने वाली तकलीफ ज्वर ही है, जो कभी भी, किसी को भी, किसी भी मौसम में हो सकता है। शरीर का तापमान जब 98.4 डिग्री फारेनहाइट या 36.8 डिग्री सेंटीग्रेड से अधिक हो जाए, तो समझें कि ज्वर हो गया है। आयुर्वेद में ज्वर को स्वतंत्र रोग के रूप में तथा अन्य रोगों के उपद्रव स्वरूप भी माना जाता है, जबकि एलोपैथी में इसे अन्य रोगों का लक्षण मात्र मानते हैं।

कारण : ज्वर उत्पन्न होने के प्रमुख कारणों में कीटाणुओं का संक्रमण, जठराग्नि की मंदता, ठंड लगना, पानी में भीगना, अनेक रोगों के उपद्रव आदि होते हैं।

लक्षण : संताप, शरीर की गर्मी बढ़ना, शरीर टूटना, सिर दर्द, घबराहट, बेचैनी, कंपकंपी लगना, दांत किटकिटाना, जलन महसूस होना, कमजोरी आना, उलटी, जी मिचलाना, खाने की इच्छा न होना, चलने में चक्कर आना, जीभ गंदी रहना, नींद न आना, सांस में दुर्गंध, हृदय की धड़कन बढ़ना, नींद में बड़बड़ाना आदि लक्षण ज्वर में देखने को मिलते हैं।

क्या खाएं

✓ साधारण, हलका, सुपाच्य व कम मात्रा में भोजन करें।
✓ जहां तक हो सके तरल भोज्य पदार्थ ही सेवन करें।
✓ ज्वर उतरने पर सफेद डबल रोटी, दूध, मूंग की दाल का पानी, साबूदाना खाएं।
✓ कमजोरी दूर करने के लिए ग्लूकोज, सुक्रोज, लेक्टोज पानी में घोलकर पिएं।
✓ फलों का रस, गन्ने का रस, मकई का रस थोड़ा-थोड़ा बार-बार पिएं।
✓ उबला हुआ ठंडा किया पानी पर्याप्त मात्रा में पिएं। ज्वर में ठंड लगे, तो

गर्म पानी में और गर्मी या जलन महसूस हो, तो गर्म किए ठंडे पानी में नीबू का रस और थोड़ा सेंधा नमक मिलाकर बार-बार पिएं।

✓ कमजोरी में पानी में शहद मिलाकर पिएं।

क्या न खाएं

✗ भारी, गरिष्ठ, तले हुए, मिर्च-मसालेदार भोजन से परहेज करें।

✗ ज्वर के दौरान चावल, दूध, रेशायुक्त आहार न खाएं।

✗ खट्टे फलों का सेवन न करें।

✗ जल्दी ताक़त लाने के चक्कर में अधिक घी, मक्खन, मांस, उसका शोरबा आदि गरिष्ठ पदार्थ न खाएं-पिएं।

रोग निवारण में सहायक उपाय

क्या करें

✓ पूरा विश्राम कर सुबह शाम 30 मिनट का शवासन करें।

✓ कमरा स्वच्छ, हवादार रखें और साफ-सुथरे वस्त्र पहनें।

✓ ज्वर की शुरुआत में दो दिन का उपवास करें और तरल चीजें ही सेवन करें।

✓ व्यक्तिगत स्वच्छता पर पूरा ध्यान दें।

✓ ज्वर जाड़ा देकर आए, तो गरम पानी का और यदि गर्मी, जलन के साथ आए, तो ठंडे पानी का एनिमा लगवाकर बड़ी आंत की सफाई करवाएं।

✓ सुबह और शाम को लंबी और गहरी सांस लेने का अभ्यास करें।

क्या न करें

✗ अधिक परिश्रम के कार्य न करें।

✗ ज्यादा बातचीत कर शक्ति व्यय न करें।

✗ क्रोध, चिंता, भय, मानसिक तनाव पैदा करने वाले विचारों को मन में न लाएं।

✗ हमेशा कंबल, गर्म कपड़े में शरीर को लपेट कर न रखें।

जिगर का बढ़ जाना
(Enlargement of Liver)

हमारे शरीर में जिगर (यकृत) एक रासायनिक प्रयोगशाला है, जो अनेक महत्वपूर्ण अंगों को सुरक्षित रखने का प्रयास करता है। पाचन प्रणाली के माध्यम से आए नुकसानदेह पदार्थ जिगर में ही रोक लिए जाते हैं, जिससे हृदय, फेफड़े व मस्तिष्क इनके बुरे प्रभाव से सुरक्षित रहते हैं।

कारण : जिगर के बढ़ जाने के प्रमुख कारणों में शराब, अफीम का अधिक सेवन, घी, तेल की तली वस्तुएं, मिर्च-मसालेदार चटपटी चीजें अधिक खाना, दूषित मांसाहार, चयापचय विकार, अधिक एंटीबायोटिक, स्टेराइड आदि एलोपैथिक दवाओं का सेवन, फंगस, जीवाणुओं, कृमियों का संक्रमण, वायरल फीवर, टायफाइड, मलेरिया, फ्लू का बार-बार होना, यकृत शोथ से संक्रमित व्यक्ति का रक्त लेने, गंदे पानी या आहार का सेवन आदि होते हैं।

लक्षण : इस रोग में लक्षणों के रूप में जिगर वाले स्थान को दबाने पर दर्द, रह-रह कर तीर चुभने जैसा दर्द, सिर दर्द, भूख न लगना, बदहजमी, गैस की शिकायत, मुंह का स्वाद बिगड़ना, कब्ज की शिकायत, जीभ पर मैल जमा होना, कभी-कभी दस्त, आंव युक्त मल आना, रक्त की कमी, कमजोरी, आंखें पीली होना, ज्वर आदि देखने को मिलते हैं।

क्या खाएं

✓ हलका, सुपाच्य भोजन लें। जौ के आटे की रोटी, जौ का सत्तू, मूंग की दाल, साबूदाने की खीर, बार्ली, अरारोट सेवन करें।

✓ फलों में पपीता, तरबूज, सेब, नीबू, अनार, आंवला, नारियल खाएं।

✓ सब्जियों में करेला, बैगन, मूली, लौकी, धनिया, गाजर, बथुआ का साग सेवन करें।

✓ शुद्ध गन्ने का रस और कच्चे नारियल का पानी सुबह-शाम पिएं।

✓ कड़वी मूली और उसके पत्तों का रस एक कप की मात्रा में सुबह-शाम पीने और इसका शाक रोजाना खाने से रोग में शीघ्र आराम मिलता है।

✓ अनार, आंवले व मूली का रस 2-2 चम्मच मिलाकर 2-3 बार नियमित पीने से शराब के सेवन से उत्पन्न जिगर का शोथ ठीक हो जाता है।

क्या न खाएं

✗ भारी, गरिष्ठ, घी तेल में तले, मिर्च-मसालेदार भोजन का सेवन न करें।

✗ घी और चीनी का प्रयोग बहुत ही कम करें। बंद ही कर दे तो अच्छा होगा।

✗ शराब, चाय, कॉफी, तंबाकू, मांस, मछली, मिठाइयां न खाएं-पिएं।

रोग निवारण में सहायक उपाय

क्या करें

✓ बिस्तर पर पूर्ण आराम करें।

✓ हलके व्यायाम के लिए सुबह घूमने जाएं।

✓ दर्द के स्थान पर गर्म पानी की थैली से सेंक करें।

✓ दिन में सोने की आदत को टालें।

क्या न करें

✗ कब्ज की शिकायत न होने दें।

✗ ज्यादा परिश्रम के काम न करें।

✗ रात्रि में देर तक जागरण न करें।

दमा/अस्थमा
(Asthma)

यह एक आम रोग है, जो बच्चे, जवान व बूढ़े सभी को होता है। जब सांस की नलियों की पेशियों में जकड़न-भरा संकोच पैदा होता है, तो मरीज को सांस लेने में काफी परेशानियों का सामना करना पड़ता है।

कारण : दमा होने में जो प्रमुख कारण होते हैं, उनमें आनुवंशिकता (वंशानुगत), दीवारों के पेंट, चूना, चूने के कण, परागकण, जानवरों के रोएं, सेंट, हेयर स्प्रे, धुआं, धूल के कण, क्षोभक रसायन, सौंदर्य प्रसाधन, पालतू जानवरों के बाल, पंख, बीड़ी, सिगरेट, तंबाकू का धुआं, खाने की चीजों आदि से एलर्जी, अधिक चिंता, क्रोध, उत्तेजना, मानसिक तनाव, सर्दी-जुकाम, खांसी, सीलन युक्त स्थान, तले हुए गरिष्ठ पदार्थ अधिक मात्रा में खाना आदि सम्मिलित हैं।

लक्षण : इस रोग में लक्षणों के रूप में घर्र-घर्र की आवाज के साथ कष्टप्रद श्वास-प्रश्वास, दौरे के समय बैठने में आराम और लेटने में कष्ट का अनुभव, कंठ में अवरोध-सा महसूस होना, कफ का अत्यंत गाढ़ा, चिपचिपा होना तथा इसका आसानी से न निकलना, वर्षा, शीत ऋतु, ठंडी हवाओं और ऋतु परिवर्तन से कष्ट बढ़ना, हृदय की धड़कन तेज होना, ललाट पर पसीना आना, हाथ-पैर ठंडे होना, मानसिक घबराहट आदि देखने को मिलते हैं।

क्या खाएं

✓ आहार में चोकर सहित आटे की रोटी, जई के आटे की रोटी, डबलरोटी, केक, बिस्कुट, दलिया, मूंग की दाल का सेवन करें।

✓ सब्जियों में पालक, परवल, शलगम, करेला, मेथी, प्याज, धनिया, पुदीना, टिंडे, चौलाई, सहिजन, अदरक, लहसुन, आलू आदि का सेवन करें।

✓ फलों में पपीता, चीकू, अनार, सेब, खजूर, अंगूर, अंजीर, शहतूत खाएं।

✓ रात्रि का भोजन कम मात्रा में और सोने से 2-3 घंटे पहले खा लें।

✓ चमगादड़ के मांस का शोरबा सेवन करना काफी लाभप्रद पाया गया है।

क्या न खाएं

✗ भारी, गरिष्ठ, तले हुए, मिर्च-मसालेदार भोजन अधिक मात्रा में न खाएं।

✗ बासी भोजन, चावल, दही, अंडा, दूध, छाछ, अमचूर, इमली न खाएं।

✗ शराब, मांस, मुर्गे का गोश्त, गुड़, मछली, चना, मिठाई से परहेज करें।

✗ ठंडे, शीतल पेय, बर्फ, आइसक्रीम न खाएं।

✗ केला, तरबूज, उड़द की दाल, बादाम, नारियल, छोटी मटर, खमीर से बने पदार्थ तथा दूध से बनी चीजों का सेवन न करें।

रोग निवारण में सहायक उपाय

क्या करें

✓ एलर्जी का पता करके उससे सदा बचें।

✓ प्राणायाम करें, जिससे श्वास नली और फेफड़ों में जमा कफ निकल जाएगा।

✓ दौरा पड़ने पर पैर गर्म पानी में रखें।

✓ घर की सफाई के वक्त मुंह पर मास्क या रूमाल लगाएं।

✓ चिंता का समाधान निकालकर सदा प्रसन्न रहने का प्रयत्न करें।

✓ एक लहसुन की कली पीसकर एक चम्मच सरसों के तेल में मिला लें और चुटकी भर सेंधा नमक डाल कर हलका गर्म करके सीने और पीठ पर मालिश कर दें। ऊपर से गर्म कपड़ा लपेट दें।

क्या न करें

✗ अपनी कार्यक्षमता से अधिक परिश्रम का कार्य न करें।

✗ भोजन करके तुरंत न सोएं।

✗ एस्प्रिन का सेवन न करें।

✗ धूम्रपान करने की आदत जारी न रखें।

✗ बरसात में भीगने से बचें।

दाद
(Ring Worm)

आयुर्वेद में दाद को दद्रु और एलोपैथी में रिंग वर्म (Ring Worm) या टीनिया (Tinea) के नाम से जाना जाता है। यह रोग हाथ-पैर, सिर, त्वचा, दाढ़ी, नाखून, लिंग, जांघ, पेट के निचले भाग और अंडकोष में ज्यादातर होता है।

कारण : इस रोग का कारण विभिन्न प्रकार के कवक (Fungus) होते हैं, जिनके संक्रमण से यह शरीर के विभिन्न अंगों में फैलता है।

लक्षण : लक्षणों के रूप में त्वचा पर दाद 25, 50 पैसे या एक रुपये के सिक्के के समान गोलाई लिए छोटी-छोटी बारीक फुंसियों के रूप में दिखता है। गंज रोग की तरह आसपास के बालों का झड़ना, पुरानी फुंसियां लुप्त होकर नई फुंसियां निकलना, त्वचा का मोटा होना और खुजली होना मुख्य रूप से देखने को मिलते हैं। पुरानी दाद का स्थान उभरा हुआ और शोथ युक्त दिखाई पड़ता है।

क्या खाएं

✓ पुराने गेहूं, चावल, मूंग की दाल भोजन में लें।
✓ दूध के साथ गुलकंद का सेवन करें।
✓ सब्जियों में जिमीकंद, बथुआ, मूली, लहसुन, आलू, प्याज खाएं।
✓ फलों में अनार, नीबू, गाजर, पपीता, केला सेवन करें।
✓ 2 चम्मच नीम के पत्तों का रस सुबह-शाम पिएं।
✓ चने के आटे की रोटियां बिना नमक मिलाए घी लगाकर रोजाना खाएं।

क्या न खाएं

✗ भारी, गरिष्ठ, तेल में तले, मिर्च-मसालेदार भोजन न करें।
✗ नये अनाज से बनी रोटियां न खाएं।

✗ दही, खटाई, इमली, अम्लवर्द्धक पदार्थ सेवन न करें।

✗ मांस, मछली, गुड़, तिल, शराब के सेवन से परहेज करें।

रोग निवारण में सहायक उपाय

क्या करें

✓ हाथ-पैर के नाखून साफ व काटकर रखें।

✓ रोगी की टोपी, तौलिए, रूमाल, तकिए, कंघे, टूथब्रश, कपड़े का प्रयोग अन्य को करने से रोकें।

✓ पीड़ित अंग की सफाई नीम के काढ़े से रोज करें।

✓ व्यक्तिगत सफाई की ओर पूरा ध्यान दें। साफ-सुथरे कपड़े पहनें।

✓ त्वचा, नाखून, अंगुलियों के बीच तथा वृषण, गुदा, हाथ-पैर, सिर की नियमित सफाई करें। रोजाना स्नान अवश्य करें।

✓ लाल मिर्च का तेल, पपीते का दूध या मूली के बीजों को नीबू के रस में पीसकर गरम करके दाद पर सुबह-शाम नियमित रूप से लगाएं।

क्या न करें

✗ पीड़ित अंग को नाखून से न खुजलाएं।

✗ खुजलाए हुए हाथों से शरीर के अन्य अंगों को न खुजलाएं।

✗ मैले-कुचैले, दाद पीड़ित अंग के संपर्क में रहे कपड़े बिना साफ किए दुबारा न पहनें।

✗ रोजाना स्नान कर व्यक्तिगत सफाई अपनाने में आलस्य न करें।

✗ नहाने में साबुन का प्रयोग कम करें।

63

नकसीर/नाक से खून बहना
(Epistaxis)

गर्मियों के दिनों में अकसर नाक से खून बहने लगता है, जिसे नकसीर फूटना भी कहते हैं। यदा-कदा यह रोग होने पर मामूली उपायों से ठीक हो जाता है, लेकिन जिन्हें बार-बार शिकायत होती हो, वे इसे गंभीरता से लें। अनेक गंभीर बीमारियों के कारण भी नाक से खून आने लगता है।

कारण : नाक से रक्तस्राव होने के प्रमुख कारणों में नाक में चोट लगना, नाक में बार-बार अंगुली डालना, तेज गर्मी में घूमना, हृदय कपाट के रोग, गर्म एलोपैथिक दवाओं का सेवन, पुराना जुकाम, उच्च रक्तचाप की शिकायत, रक्ताल्पता, फ्लू, कैंसर, हीमोफिलिया, कुकर खांसी, निमोनिया, नाक में सूजन, टाइफाइड, यकृत रोग, मांस, मछली, अंडे आदि गर्म पदार्थ तथा मिर्च-मसालेदार चटपटे, खट्टे पदार्थ खाना या अचार, सिरका, दही, शराब आदि का सेवन होते हैं।

लक्षण : इस रोग में नाक से खून आने से पहले सिर में दर्द, चक्कर आना, भारीपन महसूस होना आदि लक्षण प्रकट होते हैं। खून प्रायः लाल चमकदार होता है। कभी-कभी नाक का खून पेट में चला जाता है और फिर उलटी के रूप में निकलता है या खांसी के रूप में मुंह से निकलता है। हाथ-पैरों में दाह, अरुचि, दुर्बलता आदि लक्षण भी देखने को मिलते हैं।

क्या खाएं

✓ एक गिलास दूध में 2 पके केले मिलाकर 2 हफ्ते तक रोजाना सेवन करें।

✓ हलका, सुपाच्य, तरल आहार लें। संतरे का रस दिन में 2 बार पिएं।

✓ आंवले का मुरब्बा सुबह-शाम भोजन के साथ खाएं।

✓ एक कप अनार के रस में एक चम्मच मिस्री मिलाकर रोज दोपहर में पिएं।

✓ रोज सुबह-शाम के भोजन के बाद दो टुकड़े पेठा खाएं।
✓ 2 चम्मच गुलकंद सुबह-शाम एक कप दूध से सेवन करें।

क्या न खाएं

✗ भारी, गरिष्ठ, तले, मिर्च-मसालेदार भोजन का सेवन न करें।
✗ लहसुन, मांस, मछली, अंडे, शराब न पिएं।
✗ गर्मी के मौसम में बर्फ का सेवन न करें।
✗ चाय, कॉफी, तंबाकू, धूम्रपान से परहेज करें।

रोग निवारण में सहायक उपाय

क्या करें

✓ रोगी को चित लिटाकर नाक पर बर्फ के ठंडे पानी में भीगा कपड़ा रखें।
✓ गर्मी के दिनों में सिर पर ठंडा पानी डाल कर पूरे बाल तर कर दें।
✓ ग्रीष्मकाल में सुबह-शाम स्नान करें।
✓ मीठे अंगूर का रस, धनिए की हरी पत्तियों का रस, नीबू का रस, प्याज का रस जो भी तुरंत उपलब्ध हो, उसकी 2-2 बूंद नाक में टपकाएं।

क्या न करें

✗ बच्चों को तेज धूप में न खेलने दें।
✗ नाक के बाल, मैल या पपड़ी को खुरचकर न निकालें।
✗ नाक में पेन, पेंसिल, चॉक, क्लिप आदि न डालें।

नपुंसकता
(Impotence)

जिस पुरुष के शिश्न की उत्तेजना तथा उत्थान शक्ति नष्ट हो जाए, जिससे वह संभोग करने में असमर्थ हो जाए, तो उसे नपुंसक और इस रोग को नपुंसकता के नाम से जाना जाता है।

कारण : नपुंसकता के मुख्य दो कारण होते हैं—मानसिक और शारीरिक। मानसिक कारणों में क्रोध, भय, चिंता, व्यथा, शोक आदि होते हैं। शोक से उत्पन्न मानसिक तनाव के कारण शिश्न में पूरा रक्त संचार न होने से वह बड़ा और कड़ा नहीं होता। इससे अस्थाई नपुंसकता पैदा होती है, जो मनोवैज्ञानिक तरीके से इलाज कराने पर दूर की जा सकती है।

नपुंसकता के शारीरिक कारणों में शिश्न का विकास न होना, अति मैथुन, अप्राकृतिक मैथुन, हस्तमैथुन, शिश्न पर चोट या आघात लगने, मधुमेह, सिफलिस, गाइनोरिया, वीर्य वेग को रोकना, उच्च रक्तचाप, अधिक मदिरापान व धूम्रपान, हार्मोन्स की कमी, मोटापा, शिश्न की शिराओं में रक्तप्रवाह की कमी, तंबाकू, अफीम, गांजा, भांग, चरस जैसे मादक द्रव्यों की लत आदि होते हैं।

लक्षण : इस रोग के लक्षणों में संभोग शक्ति का अभाव, संभोग न कर पाने की चिंता में कलेजा धड़कना, सिर दर्द होना, चक्कर आना, कब्ज की शिकायत, रात में नींद न आना, कमजोरी बढ़ना आदि देखने को मिलते हैं।

क्या खाएं

✓ हलका, सुपाच्य, पौष्टिक आहार जैसे चोकर युक्त गेहूं के आटे की रोटी, पुलाव, अंकुरित अनाज, उड़द, मूंग आदि दालें भोजन में सेवन करें।

✓ दूध, दही, लस्सी, शहद, तिल, नारियल, पिस्ता, छुहारा, घी, मक्खन, पनीर, मुनक्का, बादाम, किशमिश, पिंड खजूर, अखरोट भरपूर खाएं।

- ✓ फलों में अनार, केला, आम, सेब, आंवला, अंगूर खाएं।
- ✓ सब्जियों में आलू, प्याज, मूली, लौकी, बथुआ, भिंडी, शलगम, चुकंदर, अदरक, शकरकंद, गाजर, लहसुन खाएं।
- ✓ अदरक का रस, प्याज का रस और शहद समान मात्रा में मिलाकर सुबह-शाम नियमित रूप से सेवन करें।
- ✓ लहसुन की कुछ कलियां घी में तलकर खाएं, ऊपर से दूध पी लें।

क्या न खाएं

- ✗ भारी, गरिष्ठ, तले, मिर्च-मसालेदार भोजन न खाएं।
- ✗ मूंग, मसूर की दाल, बैगन, वनस्पति घी, या इसमें तली हुई चीजें, मिठाइयां, तेल और तेल में तली चीजें नमकीन आदि सेवन न करें।
- ✗ पाचन शक्ति से अधिक भोजन एक बार में न करें।
- ✗ तंबाकू, शराब, खटाई, अमचूर, नीबू का अचार आदि से परहेज करें।
- ✗ ठंडी चीजें, आइसक्रीम कोल्ड ड्रिंक्स सेवन न करें।
- ✗ गुड़ और गुड़ से बनी चीजें न खाएं।

रोग निवारण में सहायक उपाय

क्या करें

- ✓ अपनी पाचन क्रिया को दुरुस्त रखें।
- ✓ सेक्स क्रिया की प्रामाणिक जानकारी प्राप्त करें। आत्मविश्वास बढ़ाएं।
- ✓ संभोग के लिए निश्चिंत मन से प्रसन्नचित होकर, मुझमें पर्याप्त शक्ति है—ऐसा आत्मविश्वास लेकर जाएं।
- ✓ संभोग के लिए एकांत, शांत, सुरक्षित कमरे का चयन करें, जहां किसी प्रकार की चिंता, भय न सताए।
- ✓ सेक्स संबंध बनाने में पत्नी का पूरा सहयोग प्राप्त करें।

क्या न करें

- ✗ गुटखा, तंबाकू, बीड़ी, सिगरेट का सेवन न करें। इससे रक्त-प्रवाह में रुकावट पैदा होती है।

- ✗ शराब, अफीम, भांग, गांजा, चरस जैसी नशीली चीजों से परहेज करें।
- ✗ सेक्स संबंधी गलतफहमियों का शिकार बन कर अपने को कमजोर न समझें।
- ✗ संभोग में मिली प्रथम बार की असफलता से घबराएं नहीं। ऐसा होना स्वाभाविक है। सतत प्रयत्नशील रहें। सफलता के प्रति आश्वस्त रहें।
- ✗ हस्तमैथुन करना बिल्कुल छोड़ दें।
- ✗ हमेशा सेक्स की बातों में लिप्त न रहें। सेक्सी साहित्य दिन-रात न पढ़ें।
- ✗ कब्ज की शिकायत पैदा न होने दें।

निम्न रक्तचाप/लो ब्लडप्रेशर
(Low Blood Pressure)

जब हृदय की प्रत्येक धड़कन के साथ अधिकतम दबाव (सिस्टोलिक प्रेशर) 110 से 80 मिमी मरकरी और न्यूनतम (डायस्टोलिक प्रेशर) 60 मिमी मरकरी रहता है, तो उसे निम्न रक्तचाप कहते हैं।

कारण : लो ब्लडप्रेशर होने के प्रमुख कारणों में मानसिक आघात, तनाव, भय, शोक, नकारात्मक चिंतन, उपवास, अधिक जागरण, दुर्बलता, अधिक रक्तस्राव, पौष्टिक भोजन का अभाव, शरीर में रक्त तथा जलीय अंश की कमी, बड़ी धमनियों का अवरोध, हृदयरोग, एड्रिनलिन, पिट्यूटरी और थाइराइड जैसी ग्रंथियों से हार्मोन्स का स्राव कम होना, शराब, तंबाकू का सेवन, डिफ्थीरिया, हैजा, अतिसार, क्षय, एडिसन रोग, विभिन्न प्रकार के ज्वर आदि होते हैं।

लक्षण : निम्न रक्तचाप के लक्षणों में आलस्य, मस्तिष्क अवसाद, चक्कर आना, आंखों के सामने अंधेरा छाना, दुर्बलता, थकावट, चिड़चिड़ापन, हाथ-पैर ठंडे पड़ना, भ्रम, भूल जाने का स्वभाव, निराशा, हाथ-पैरों में झुनझुनाहट, ऊपर चढ़ने में हृदय गति बढ़ना, सिर दर्द, जी मिचलाना, मूर्च्छा, थोड़े परिश्रम से सांस फूलना, शीत और गर्मी के प्रति असहिष्णुता आदि देखने को मिलते हैं।

क्या खाएं

✓ हलका, सुपाच्य, पौष्टिक भोजन खाएं।

✓ अंडा, दूध, बादाम, काजू, पिस्ता, छुहारा, मांस, कलेजी, घी, तिल के तेल का अधिक सेवन करें।

✓ भोजन में नमक, लहसुन, चीनी, द्राक्षा, सोयाबीन के व्यंजन शामिल करें।

✓ पौष्टिक मीठे फल खाएं और उनका जूस अधिक पिएं।

✓ गर्म चाय, कॉफी का सेवन करें।

क्या न खाएं

✗ भारी, गरिष्ठ, अपौष्टिक, तले, मिर्च-मसालेदार भोजन न करें।
✗ ठंडे, शीतल पेय सेवन करने से बचें।
✗ शराब, तंबाकू नशीले पदार्थों का सेवन न करें।
✗ भूख न होने पर भोजन न खाएं।

रोग निवारण में सहायक उपाय

क्या करें

✓ मानसिक उलझनों को सहानुभूतिपूर्वक दूर करें।
✓ बिस्तर पर लेट कर शारीरिक और मानसिक विश्राम करें।
✓ कब्ज की शिकायत पैदा न हो, ऐसे उपाय करें।
✓ रात्रि जागरण, उपवास, चिंता, मानसिक तनाव से बचें।
✓ हलके व्यायाम या सुबह की सैर नियमित करें।
✓ सदा शांत और प्रसन्नचित रहने का प्रयत्न करें।

क्या न करें

✗ अधिक देर तक खड़े न रहें।
✗ अति संभोग या अति व्यायाम न करें।
✗ गर्म पानी से स्नान न करें।
✗ अपनी क्षमता से अधिक मानसिक व शारीरिक परिश्रम न करें।

निमोनिया
(Pneumonia)

बच्चों और बूढ़ों में इम्यूनिटी कम होने के कारण उन्हें यह रोग जल्दी हो जाता है। यों तो निमोनिया किसी को भी संक्रमण के कारण हो सकता है। इस रोग में फेफड़ों के अंदरूनी हिस्सों में संक्रमण के कारण सूजन आ जाती है और भीतर के कोष्ठकों में द्रव्य इकट्ठा हो जाता है।

कारण : निमोनिया अनेक प्रकार का होता है तथा उसके कारण भी अलग-अलग होते हैं—डिपलो कोकस निमोनिया, स्ट्रेप्टोकोकस, स्टेफिलोकोकस, एच. इंफ्लुएंजा वायरस आदि के संक्रमण से होता है, जबकि लोबर निमोनिया न्यूमोकोकस बैक्टीरिया से होता है। ब्रोंकाइटिस, मधुमेह, फ्लू, हृदय या वृक्क के रोग, डिफ्थीरिया, हैजा, खसरा, सर्दी-जुकाम आदि रोग निमोनिया के मध्य या बाद में हो जाते हैं।

लक्षण : इस रोग के लक्षणों में अचानक तेज ज्वर के साथ छाती में दर्द, पसीना और पेशाब की अधिकता, सिर दर्द, प्यास अधिक लगना, चेहरा, मुंह तथा नेत्र लाल होना, सूखी खांसी आना, श्वास की गति बढ़ जाना, पीठ के बल लेटने में कष्ट बढ़ना, फेफड़ों में सूजन आना, नाड़ी की गति बढ़ना, बलगम के साथ खून आना, भूख कम लगने से कमजोरी आदि देखने को मिलते हैं।

क्या खाएं

- ✓ गर्म चाय, गर्म दूध और कॉफी पिएं।
- ✓ आहार में तरल चीजें, जैसे—चावल की पतली लपसी, साबूदाना की खीर, बार्ली, शोरबा, आंशिक रूप से उबला या फेंटा हुआ अंडा, अरारोट, मूंग, मसूर की दाल का सूप आदि सेवन करें।
- ✓ लेमनेड या सादा पानी गर्म कर भरपूर मात्रा में पिएं।

✓ एक लहसुन की कली पीसकर 2 चम्मच गर्म पानी के साथ सुबह-शाम खाएं।
✓ प्यास लगने पर गर्म पानी में एक चम्मच शहद घोल कर पिलाते रहें।

क्या न खाएं

✗ भारी, गरिष्ठ, तला, मिर्च-मसालेदार ठोस भोजन का सेवन न करें।
✗ ठंडा, बरफ का पानी, आइसक्रीम, ठंडे पेय न लें।
✗ शराब, तंबाकू जैसे उत्तेजक पदार्थ न खाएं।
✗ जूठे बर्तनों में रखी या बासी ख़ाने-पीने की चीजें सेवन न करें।

रोग निवारण में सहायक उपाय

क्या करें

✓ रोगी को सम तापमान वाले कमरे में रखें जहां शुद्ध वायु का आवागमन भी हो।
✓ सर्दी न लगे, इसके लिए कपड़े पहनाएं और पांवों को गर्म रखें।
✓ रोगी को पूरा आराम करने दें। उससे ज्यादा बातचीत न करने को कहें।
✓ छाती व पीठ पर सरसों के तेल की मालिश कर फलालैन का कपड़ा लपेट दें। अधिक पीड़ा होने पर सफेद तेल (लिनिमेंट टर्पेंटाइन) की मालिश कर सिकाई करें।

क्या न करें

✗ दरवाजे, खिड़कियां बंद करके न सोएं।
✗ अधिक चलने-फिरने तथा शारीरिक परिश्रम से बचें।
✗ बच्चों और कमजोर बुजुर्गों को रोगी के कमरे में अधिक आने-जाने न दें।

पसीना अधिक आना
(Sweating)

जब शरीर के अंदर या बाहरी वातावरण का तापमान बढ़ जाता है, तो शरीर की त्वचा में स्थित स्वेद ग्रंथियां तेजी से कार्य करने लगती हैं। यही कारण है कि गर्मी के दिनों में पसीना अधिक आता है। पसीना आना शरीर की एक जरूरी स्वाभाविक प्रक्रिया है, जिससे शरीर ठंडा रहता है। पसीना बाह्य वातावरण के अनुकूल शरीर के तापमान को बनाए रखने में मदद करता है। यों तो पसीना निकलना स्वास्थ्य के लिए अच्छा होता है, क्योंकि इससे शरीर के अनेक दूषित पदार्थ बाहर निकल जाते हैं, लेकिन आवश्यकता से अधिक पसीना निकलने से शरीर में पानी और लवण दोनों की कमी हो जाती है, जो हमारे लिए नुकसानदेह है। उल्लेखनीय है कि शरीर में लवण की कमी से सिर दर्द, चिड़चिड़ापन, नींद न आना और पानी की कमी से खून के संचार में बाधा पहुंचती है। परिणाम यह होता है कि हृदय की गति में वृद्धि हो जाती है और शरीर का तापक्रम बढ़ने से बुखार आने लगता है।

कारण : आमतौर पर कसरत, तनाव, थकान, डर या गर्मी की वजह से पसीना आता है, लेकिन बुखार, ज्यादा शराब पीने, महिलाओं में हार्मोन्स का बदलाव, टी. बी., कैंसर, हायपरथायरायडिज्म, बहुत अधिक मोटापा, मधुमेह, मलेरिया, मानसिक उत्तेजना तली हुई मिर्च-मसालेदार चीजों का अधिक सेवन और एलोपैथिक गर्म दवाओं के दुष्परिणाम आदि कारणों से भी अकसर पसीना अधिक आता है।

क्या खाएं

✓ हलका, सुपाच्य, पौष्टिक, ठंडी तासीर वाला भोजन खाएं।
✓ हरी पत्तेदार सब्जियां जैसे पालक, मेथी, पुदीना, धनिया, पत्ता गोभी, बथुआ, चौलाई नित्य के भोजन में सेवन करें।

73

✓ तरबूज, खरबूजा, खीरा, ककड़ी, मीठे फल और कद्दू, तुरई, लौकी जैसी ठंडी तासीर वाली सब्जियां भी खाएं।

✓ नीबू पानी सेवन करें, इससे शरीर में आई लवणों की कमी दूर होगी।

✓ टमाटर का रस एक कप की मात्रा में सुबह-शाम पिएं।

✓ दही, छाछ का अधिक सेवन करें।

क्या न खाएं

✗ भारी, गरिष्ठ, तले, मिर्च-मसालेदार, गर्म प्रकृति के भोजन न खाएं।

✗ अतिरिक्त नमक खाने से परहेज करें।

✗ शराब, तंबाकू, चाय, कॉफी का सेवन न करें।

✗ हरी मिर्च व उसके भजिए (पकौड़े), चटनी न खाएं।

✗ एलोपैथिक की गर्म दवाओं का सेवन न करें।

✗ अमचूर, इमली की खटाई बिल्कुल न खाएं।

रोग निवारण में सहायक उपाय

क्या करें

✓ सिंथेटिक कपड़ों की जगह सूती (कॉटन) कपड़े ही पहनें।

✓ पसीना रोधक पाउडर का इस्तेमाल करें।

✓ प्रतिदिन संपूर्ण स्नान ठंडे पानी से करें। गर्मी के दिनों में सुबह-शाम नहाएं।

✓ स्नान के बाद रुएंदार तौलिए से बदन रगड़ कर पोंछें।

✓ शरीर की सफाई के लिए नीम युक्त साबुन, दही या मुल्तानी मिट्टी इस्तेमाल करें।

✓ अधिक पसीना आने से रोकने के लिए हाथ-पैरों में कच्चे बैगन का रस लगाएं।

क्या न करें

✗ कपड़े एकदम चुस्त, तंग न पहनें।

✗ गर्मी में सिंथेटिक कपड़े न पहनें।

✗ कब्ज की शिकायत न होने दें।

✗ अपना वजन बहुत ज्यादा न बढ़ने दें।

पक्षाघात/लकवा
(Paralysis)

आमतौर पर शरीर के बाएं या दाएं भाग की मांसपेशियों व नसों की कार्यशक्ति, गतिशीलता कम या समाप्त हो जाती है, तो उस रोग को पक्षाघात या लकवा के नाम से जाना जाता है। यह मुख्य रूप से संपूर्ण शरीर का, आधे शरीर का या केवल चेहरे का लकवा होता है। आयुर्वेद के मतानुसार पक्षाघात का मुख्य कारण शरीर में वात दोष का प्रकुपित हो जाना है।

कारण : पक्षाघात के उत्पन्न होने के प्रमुख कारणों में उच्च रक्तचाप का अधिक बढ़ना, चोट के कारण मस्तिष्क में रक्त का थक्का बनना, रक्ताल्पता, विषम आहार-विहार, अत्यधिक व्यायाम या परिश्रम, तीव्र मस्तिष्क शोथ, प्रमस्तिष्क रक्तस्राव, मस्तिष्क के अन्य रोग, मिर्गी, माइग्रेन, हिस्टीरिया, डायबिटिक कामा, मस्तिष्क आवरण शोथ, अधिक मैथुन करना, आकस्मिक घटना के कारण अत्यंत हर्ष या विषाद की स्थिति, स्नायु रोग, अधिक शराब का सेवन, देर रात तक जागने की आदत, गठिया, अधिक ठंडे माहौल में रहना, वात उत्पन्न करने वाले पदार्थों का अधिक सेवन आदि होते हैं।

लक्षण : पक्षाघात के प्रमुख लक्षणों में शरीर के प्रभावित अंग में क्रियाहीनता, दुर्बलता, इच्छानुसार अंग न उठा पाना, संज्ञानाश, सुन्नता, आंख से धुंधला दिखना, एक वस्तु के दो प्रतिबिंब दिखाई पड़ना, चक्कर आना, कमजोरी, बोलने की क्षमता घटना, अस्पष्ट बोलना, चेहरे की विकृति, मुंह का टेढ़ापन, कुरूपता, गर्दन का टेढ़ा होना आदि देखने को मिलते हैं।

क्या खाएं

✓ सादा, सुपाच्य, पौष्टिक आहार खाएं।
✓ चोकर युक्त आटे की रोटी, पुराना चावल, दलिया, बाजरा, उड़द, मूंग की दाल सेवन करें।

✓ फलों में अंजीर, अंगूर, आम, सीताफल, सेब, नाशपाती, पपीता खाएं।

✓ सब्जियों में परवल, लौकी, तुरई, करेला, बैगन, अदरक, टिंडा, प्याज, बथुआ, मेथी सेवन करें।

✓ गर्म दूध, दही, छाछ, तेल, घी, मक्खन, सोंठ मिला गुड़, सूखे मेवे, बादाम, छुहारा, अखरोट आदि खाएं।

✓ मक्खन के साथ लहसुन की 5-6 कलियां चबाकर सुबह-शाम खाएं।

✓ लहसुन की 5-6 कलियां पीसकर एक गिलास दूध के साथ रोजाना पिएं।

क्या न खाएं

✗ भारी, गरिष्ठ, तेल-घी में तली-भुनी मिर्च-मसालेदार चीजें भोजन में न लें।

✗ नया चावल, बेसन, चीनी, नमक, गुड़, अरहर की दाल का सेवन न करें।

✗ चाय, कॉफी, तंबाकू, नशीले व उत्तेजक पदार्थों से परहेज करें।

✗ ठंडी चीजें, आइसक्रीम, कोल्ड ड्रिंक्स, बर्फ कूलर का पानी सेवन न करें।

✗ अमचूर, इमली की खटाई से परहेज करें।

✗ आलू, भिंडी, रतालू, कद्दू, मटर, अरवी न खाएं।

रोग निवारण में सहायक उपाय

क्या करें

✓ लकवा पीड़ित रोगी को सहारा देकर चलने-फिरने का व्यायाम कराएं।

✓ फिजियोथेरापिस्ट की सलाह से एक्सरसाइज नियमित करें।

✓ हाथ-पैर धोने और नहलाने के लिए गर्म जल का प्रयोग करें।

✓ 500 मिली लीटर सरसों के तेल में पिसी हुई लहसुन 200 ग्राम मिलाकर अच्छी तरह एक उबाल दें। फिर ठंडा कर छान लें। इससे रोजाना पीड़ित अंग की मालिश करें। मालिश के लिए महानारायण तेल भी ले सकते हैं।

✓ नाक के नथुनों में रोज सुबह-शाम अखरोट का तेल लगाएं।

✓ स्नान के बाद रुएंदार तौलिए से शरीर को रगड़कर गर्म कपड़े पहनाएं।

क्या न करें

✗ ठंडा पानी न पिएं, ठंडी वायु में न रहें।

✗ सर्दी-जुकाम न होने दें।

✗ मन में चिंता, भय, क्रोध, मानसिक तनाव उत्पन्न करने वाले विचार न लाएं।

✗ मल-मूत्र तथा अपानवायु के वेगों को न रोकें, मनोविकारों का दमन न करें।

✗ अधिक शराब का सेवन न करें।

✗ देर रात तक न जागें, अधिक मैथुन न करें।

पीलिया
(Jaundice)

हमारे शरीर के रक्त में जब बिलिरूबिन की मात्रा 0.8 मिलीग्राम प्रति 100 मिली लीटर से अधिक हो जाती है, तो त्वचा, नाखून, आंखें व पेशाब पीले रंग की दिखने लगती हैं। इसी अवस्था को पीलिया रोग के नाम से जाना जाता है। यह रोग जिगर की खराबी से पैदा होता है। जब जिगर का पित्त आंतों में न पहुंचकर सीधे खून में मिल जाता है, तो सारे शरीर में पीलापन छाने लगता है।

कारण : पीलिया रोग उत्पन्न होने के अन्य प्रमुख कारणों में मलेरिया होना, रक्तस्राव से अधिक खून निकलना, अनेक प्रकार के जीवाणुओं अथवा विषाणुओं का संक्रमण, संक्रमित पानी और भोजन का सेवन, खून के माध्यम से संक्रमण, वीर्य अधिक नष्ट करना, पाचन क्रिया की गड़बड़ी, पौष्टिक भोजन का अभाव, अधिक मिर्च-मसालेदार, चटपटी चीजें खाना, अधिक शराब पीना, संक्रमित व्यक्ति को लगाए इंजेक्शन की सुई से स्वस्थ व्यक्ति को इंजेक्शन लगाना आदि होते हैं।

लक्षण : कई दिनों तक बुखार बना रहना, कमजोरी, थकान, भूख न लगना, घी-तेल की तली चीजों के प्रति अरुचि, चिड़चिड़ा स्वभाव, नींद ठीक से न आना, पेट दर्द, आंख, नाखून, त्वचा एवं मूत्र का रंग पीला होना आदि लक्षण इस रोग में देखने को मिलते हैं।

क्या खाएं

✓ हलका, सुपाच्य, ताजा भोजन जैसे—चावल, दलिया, खिचड़ी, बाजरे, जौ, गेहूं की चोकर युक्त रोटी बिना घी के खाएं।

✓ साबूदाना की खीर, अरारोट, बार्ली, मूंग, मसूर, अरहर की पतली दाल, कच्चे नारियल का पानी, मूली के पत्तों का रस, ताजा छाछ, मलाई रहित क्रीम

78

निकला दूध, शहद, गन्ना, गन्ने का रस (शुद्धता का ध्यान रखते हुए) सेवन करें।

✓ बुखार की स्थिति में मीठे फलों का रस ग्लूकोज मिलाकर पिएं।
✓ हरी सब्जियों में कच्ची मूली, लौकी, करेला, प्याज, पुदीना, फूल गोभी, पालक, धनिया, मेथी, परवल, गाजर, लहसुन, पत्ता गोभी खाएं।
✓ फलों में पपीता, आंवला, चीकू, खजूर, अंगूर, मीठा, अनार, मौसमी, सेब, टमाटर, संतरा, नीबू का सेवन करें।
✓ हमेशा उबला, छना, क्लोरीन से स्वच्छ किया हुआ पानी ही पिएं।
✓ सुबह एक गिलास गुनगुने पानी में एक नीबू निचोड़कर पिएं।

क्या न खाएं

✗ भारी, गरिष्ठ, घी-तेल में तला, मिर्च-मसालेदार, अधिक नमकीन, खटाई युक्त, अचार, सिरके से बने पदार्थ भोजन में न खाएं।
✗ दूध, घी, तेल, मिठाइयां, बेसन की चीजें, मैदे के व्यंजन, मांस, मछली न खाएं।
✗ कचालू, अरवी, राई, हींग, गुड़, चना, उड़द की दाल, चीनी आदि से भी परहेज करें।
✗ चाय, कॉफी, तंबाकू, गुटखा, शराब का सेवन न करें।
✗ बासी भोजन और अशुद्ध पानी न पिएं।

रोग निवारण में सहायक उपाय

क्या करें

✓ भोजन साफ बर्तन में जाली या ढक्कन से ढककर रखें।
✓ जब तक रोग दूर न हो जाए, पूर्ण विश्राम करें।
✓ हाथों के नाखूनों को समय-समय पर काटते रहें।
✓ शौचालय से आने के पश्चात् और भोजन करने से पहले हाथों की सफाई साबुन और पानी से अच्छी तरह करें।
✓ रोगी के कपड़े, व्यक्तिगत चीजें, बर्तन उबले पानी से भली-भांति साफ करें।
✓ व्यक्तिगत स्वच्छता की ओर पूरा ध्यान दें।
✓ किसी भी प्रकार का इंजेक्शन लगवाते समय डिस्पोजेबल सिरिंज व निडिल का ही प्रयोग करें।

✓ पैरों और हाथों के बल घर में थोड़ा चलें। इससे यकृत का अच्छा व्यायाम होगा।

क्या न करें

✗ मात्र झाड़-फूंक पर निर्भर न रहें। पीलिया जानलेवा साबित हो सकता है।

✗ बाजार में ठेलों पर मिलने वाली खाने की खुली चीजें न खाएं।

✗ सब्जियां, फल बिना स्वच्छ पानी से धोए सेवन न करें।

✗ कब्ज की शिकायत पैदा न होने दें।

✗ रोगी के कपड़े, निजी वस्तुएं, बर्तन आदि इस्तेमाल न करें।

✗ स्त्री-प्रसंग करने की कोशिश न करें।

✗ परिश्रम का कार्य न करें।

पेचिश/प्रवाहिका
(Dysentery)

पेचिस रोग में पाखाना जाने की बार-बार हाजत होती है, लेकिन काफी ऐंठन (मरोड़) व पेट दर्द के साथ मल में थोड़ी-थोड़ी आंव निकलती है। बड़ी आंतों में जब सूजन और जख्म बन जाते हैं, तो उनसे आंव/सफेद चिकना पदार्थ (Mucus) और खून निकलकर गुदा मार्ग से गिरता है।

कारण : पेचिश उत्पन्न होने के प्रमुख कारणों में अहितकारी आहार-विहार करना, अग्निमांद्य, अजीर्ण, दूषित पानी पीने, अत्यंत गर्म, तीखे, मिर्च-मसालेदार गरिष्ठ पदार्थों का सेवन, कब्ज की शिकायत, कीटाणु संक्रमण, अमीबा संक्रमण (अमीबिक) आदि होते हैं।

लक्षण : लक्षणों के रूप में बार-बार आंव व रक्त युक्त दस्त होना, पेट में ऐंठन (मरोड़) की पीड़ा होना, धीरे-धीरे दस्तों की संख्या बढ़ते जाना, शारीरिक दुर्बलता, पाचन शक्ति कमजोर पड़ना, खुराक घटते जाना, खाया-पीया अंग न लगना, भोजन के बाद ही मल विसर्जन की इच्छा होना, ज्वर, सिर दर्द, प्यास अधिक लगना आदि देखने को मिलते हैं।

क्या खाएं

✓ दूध की चाय बनाकर पिएं। पानी उबालकर सेवन करें।

✓ अरारोट, मट्ठा, पका या भुना कच्चा बेल, कच्चा सिंघाड़ा, भुनी लौकी, भुना हुआ कच्चा केला, खूब पका केला, एकदम पतला दलिया, धान के लावे का मांड आहार में खाएं।

✓ पहले कुछ दिन दही की पतली लस्सी पिएं, फिर दही मिले चावल तथा दही के साथ खिचड़ी का सेवन करें।

✓ बकरी या गाय का दूध गर्म-गर्म ही 4 से 6 चम्मच की मात्रा में 3-4 बार पिएं।

✓ ज्वर उतरने या कम रहने पर चावल का मांड या अनार का रस दिन में 3-4 बार एक-एक कप की मात्रा में सेवन करें।

✓ मूंग की दाल, बेल का मुरब्बा, पका पपीता, संतरा, मौसमी का रस, पका सेब आदि खाएं।

क्या न खाएं

✗ भारी, गरिष्ठ, तले, मिर्च-मसालेदार, उत्तेजक खाद्य पदार्थ न खाएं।

✗ नया चावल, बैगन, फूल गोभी, कटहल, आलू, मांसाहार का सेवन न करें।

✗ शराब, तंबाकू, गुटखा, कॉफी, नशीले पदार्थों से परहेज करें।

✗ भोजन में उड़द की दाल का सेवन न करें।

✗ नये रोग में नीबू, खट्टे अंगूर, खट्टे संतरे, आम की खटाई न खाएं।

✗ गुड़, घी, तेल तथा बिना उबला पानी सेवन न करें।

रोग निवारण में सहायक उपाय

क्या करें

✓ खुली साफ हवा में रहते हुए पूरा आराम करें।

✓ कोई न कोई हलका व्यायाम नियमित करें।

✓ आंतों की सफाई के लिए गुनगुने पानी का एनिमा लें।

✓ रोजाना रात्रि में मिट्टी की पट्टी पेडू पर बांधें।

✓ ईबसगोल की भूसी एक चम्मच की मात्रा में एक कप गर्म पानी के साथ सेवन करें।

✓ अधिक दर्द होने पर पेट की सिकाई गर्म पानी की थैली से करें।

क्या न करें

✗ शौच की हाजत को न रोकें।

✗ यहां-वहां का गंदा, दूषित पेयजल न पिएं।

✗ रोगी के मल में बीमारी के कीटाणु होते हैं। अतः शौचालय में सफाई रखें।

पेट दर्द
(Pain in Stomach)

बच्चे, जवान, बूढ़े सभी के लिए पेट का दर्द एक आम समस्या है। शायद ही कोई ऐसा व्यक्ति मिले, जो कभी इससे पीड़ित न हुआ हो। यह अपने आप में कोई रोग नहीं, बल्कि अनेक रोगों में एक लक्षण मात्र होता है। अतः तुरंत इस बात का पता लगाना बड़ा कठिन होता है कि पेट का दर्द किस रोग के कारण हो रहा है।

कारण : प्रायः जिन कारणों से पेट दर्द होता है, उनमें अजीर्ण, कब्ज, अम्लपित्त की शिकायत, गैस बनने से पेट फूलना, पेट में कृमि होना, ज्यादा दस्त होना, आंतों की विकृतियां, गुर्दे में पथरी होना, मिर्च-मसालेदार, तली, गरिष्ठ चीजें स्वादवश अधिक मात्रा में खाना, भूखा रहना, अधिक मिठाई खाना, अल्सर की शिकायत, पित्ताशय की गड़बड़ी, मानसिक तनाव, विषैले पदार्थ खा लेना, सर्दी लगना, अनियमित मासिक धर्म, मासिक धर्म संबंधी गड़बड़ियां, अपेंडिसाइटिस, दस्तावर दवाओं का सेवन आदि प्रमुख होते हैं।

लक्षण : इस रोग में लक्षणों के रूप में रह-रह कर पेट में मरोड़ के साथ दर्द उठना, पेट छूने पर कड़ा मालूम पड़ना, पेट फूलना, पेट में भारीपन की अनुभूति, दस्त ठीक न होना, भूख न लगना, जी मिचलाना, खट्टी डकारें आना, छाती में जलन, मुंह में खट्टा पानी आना, वमन, मल-मूत्र में रुकावट, बेचैनी आदि देखने को मिलते हैं।

क्या खाएं

✓ भूखे रहने पर पेट दर्द की शिकायत में छाछ का सेवन करें।

✓ बार्ली, मूंग और मसूर की दाल का पानी, नीबू का रस गर्म पानी में मिलाकर पिएं।

- ✓ पेट दर्द दूर होने के बाद दलिया, खिचड़ी जैसा हलका सुपाच्य भोजन खाएं।
- ✓ एक गिलास गर्म पानी में आधा चम्मच नमक मिलाकर पिएं।
- ✓ हींग, अजवाइन और सेंधा नमक थोड़ा-थोड़ा मिलाकर पानी से सेवन करें।
- ✓ प्यास अधिक लगने पर बर्फ के टुकड़े चूसें।

क्या न खाएं

- ✗ जब तक पेट दर्द बना रहे, तब तक भोजन न करें।
- ✗ आलू, बैगन, बेसन की चीजें, मिठाई, दाल, चावल न खाएं।
- ✗ तले, मिर्च-मसालेदार, चटपटे, गरिष्ठ आहार से परहेज करें।
- ✗ दूध का सेवन बिल्कुल न करें।

रोग निवारण में सहायक उपाय

क्या करें

- ✓ गुनगुने पानी का एनिमा लें।
- ✓ रोगी को पूर्ण आराम करने दें।
- ✓ पानी की थैली या बोतल में गर्म पानी भरकर पेट की सिकाई बार-बार करें।
- ✓ अपने दोनों पैरों को गर्म रखें।
- ✓ पेडू पर गीली मिट्टी की गर्म की हुई पट्टी लगाएं।

क्या न करें

- ✗ कब्ज की शिकायत न होने दें।
- ✗ भूखे पेट अधिक समय तक न रहें।
- ✗ दस्तावर गोलियों का सेवन अपनी मर्जी से न करें।
- ✗ परिश्रम, रात्रि जागरण न करें।
- ✗ मानसिक तनाव पैदा न होने दें।

पेशाब में जलन या पीड़ा
(Burning Pain in Urine)

मूत्राशय एवं गुर्दे संबंधी अनेक रोगों के कारणों से पेशाब में जलन या पीड़ा की अनुभूति होती है। तुरंत उपचार न किया जाए तो जलन बहुत कष्टकारी होती जाती है।

कारण : पेशाब में जलन के कारणों में मुख्य रूप से सुजाक, मूत्राशय का प्रदाह, पेशाब नली में यूरेथ्रा की सूजन, जरायु की विकृति, मूत्राशय में पथरी, मूत्रग्रंथि का प्रदाह, गुर्दे के विकार, प्रोस्टेट ग्रंथियों की सूजन, उनका बढ़ना, गुर्दे, मूत्राशय में क्षय रोग के कारण गांठें बनना, गर्मी के मौसम में पानी न पीना, मूत्राशय का संक्रमण, सहवास की अधिकता, मूत्र के वेग को रोककर मैथुन करना आदि होते हैं।

लक्षण : रुक-रुककर पेशाब आना, पीला या सफेद पेशाब आना, पेशाब करते समय मूत्रेंद्रिय में जलन होना आदि लक्षण महसूस होते हैं।

क्या खाएं

✓ आगरे का पेठा या आंवले का मुरब्बा सुबह-शाम नियमित रूप से खाएं।

✓ फलों में तरबूज, सेब, अनार, संतरा, मौसमी, आंवला, फालसा आदि रसीले व ठंडी तासीर वाले फलों का सेवन करें।

✓ कच्चे दूध की लस्सी में छोटी इलाइची का चूर्ण मिलाकर सुबह-शाम पिएं।

✓ गाजर, गन्ने का रस, कच्चे नारियल का पानी, छाछ बार-बार सेवन करें।

✓ पीने का पानी कुनकुना ही हर बार पिएं। प्यास में नींबू पानी पिएं।

✓ सब्जी में फूल गोभी, भिंडी, तुरई, प्याज, धनिया, अदरक सेवन करें।

✓ रात में भिगोकर रखे कतीरा गोंद में स्वादानुसार चीनी मिलाकर सुबह खाएं।

✓ एक कप मूली का रस सुबह-शाम पिएं।

85

क्या न खाएं

✗ हरी मिर्च, लाल मिर्च, तली हुई, तेज मिर्च-मसालेदार, चटपटी चीजें, अचार, गुड़, तेल, खटाई का सेवन न करें।

✗ शराब न पिएं।

✗ ज्यादा तेल में बनी तरी की सब्जी न खाएं।

रोग निवारण में सहायक उपाय

क्या करें

✓ यौनांग के ऊपर मूत्राशय पर गर्म पानी की थैली से सिकाई करें।

✓ पानी अधिक मात्रा में और दिन में कई बार पिएं।

क्या न करें

✗ देर रात तक जागरण न करें।

✗ धूम्रपान से परहेज करें।

✗ मैथुन में ज्यादा लिप्त न रहें।

✗ धूप व गर्मी वाले स्थान पर ज्यादा समय रहने से बचें।

✗ मूत्र के वेग को न रोकें।

प्लेग
(Plague)

प्लेग शीत ऋतु के अंतिम दिनों में फैलने वाली अत्यंत संक्रामक बीमारी है। गत शताब्दी में इसके कारण हजारों लोग मर जाते थे। अब प्लेग पर काफी कुछ नियंत्रण पा लिया गया है।

कारण : 'प्लेग बेसिलस' नामक कीटाणु जब चूहे को काटते हैं, तो उनमें प्लेग फैल जाता है और फिर रोगी चूहों पर पलने वाले पिस्सुओं के द्वारा काटे जाने पर यह रोग मनुष्यों में महामारी के रूप में फैलता है।

लक्षण : इस रोग में पहले कुछ दिनों में ही रोगी को बहुत तेज ज्वर, सिर दर्द, चक्कर, कंपकंपी, वमन, अधिक पसीने के साथ आता है और बगलों, गर्दन, जांघों में गांठें फूल कर उभर आती हैं। फिर गांठें पक जाने पर ज्वर उतर जाता है। प्लेग के मुख्य लक्षणों में एकाएक ज्वर आना, तंद्रा, प्रलाप, अत्यंत कमजोरी, तुतला कर बोलना, गिल्टियों का निकलना, पेशाब का रंग खून की तरह लाल होना, चेहरे और आंखों में सुर्खी आदि देखने को मिलते हैं।

क्या खाएं

✓ दूध, साबूदाने की खीर, बार्ली, अरारोट आहार में लें।
✓ मूंग की दाल या मांस का शोरबा सुबह-शाम पिएं।
✓ सेब, नाशपाती, अनार, अंगूर आदि फल खाएं।
✓ खूब उबालकर ठंडा किया पानी ही पिएं।
✓ नमक और नीबू का रस मिला पानी बार-बार पिएं।
✓ इमली का पानी सुबह-शाम पिएं।

क्या न खाएं

✗ भारी, गरिष्ठ, तले, मिर्च-मसालेदार भोजन न करें।

✗ खमीरी रोटी, उड़द, चने की दाल, गुड़, तेल, खटाई, मछली न खाएं।

✗ आलू, अरवी, मूली, गोभी, हरी-लाल मिर्च, चुकंदर आदि का सेवन न करें।

✗ गर्म तासीर वाले पदार्थों के सेवन से परहेज करें।

रोग निवारण में सहायक उपाय

क्या करें

✓ रोगी का कमरा, बिस्तर, कपड़े स्वच्छ रखें और स्वच्छ हवा आने का प्रबंध करें।

✓ रोगी को सर्दी से बचाएं।

✓ सरसों के तेल में थोड़ा-सा नमक मिलाकर सुबह-शाम दांतों की सफाई करें।

✓ प्रतिदिन सरसों के तेल की मालिश करने के एक घंटे बाद नहाएं।

✓ कीटाणुनाशक दवाओं से पिस्सू व जहर से चूहों को मार दें। मरे चूहों को घर से दूर जमीन में गाड़ दें, जिससे रोग अधिक न फैले।

✓ प्रलाप के समय रोगी के सिर पर बर्फ की थैली रखें।

क्या न करें

✗ प्लेग एक संक्रामक रोग है। अतः रोगी से स्वस्थ व्यक्तियों को संपर्क न करने दें।

✗ गर्म हवा, धूप और आग की गर्मी के पास न बैठाएं।

✗ यह रोग जानलेवा है और बहुत तेजी-से फैलता है। अतः पता चलते ही इलाज में लापरवाही न करें।

बवासीर
(Piles)

यह बीमारी व्यक्ति को काफी पीड़ा पहुंचाती है। मलद्वार की शिराओं के फूलने से मटर के दाने जैसे मांस के अंकुर निकलना आयुर्वेद में अर्श और आम भाषा में बवासीर के नाम से जाना जाता है। यह रोग बादी और खूनी बवासीर के नाम से दो प्रकार का होता है। बादी बवासीर में गुदा में पीड़ा, खुजली और सूजन होती है, जबकि खूनी बवासीर में मस्सों से मल के टकराने से रक्तस्राव होता है।

कारण : बवासीर होने के प्रमुख कारणों में कब्ज अजीर्ण की शिकायत, अत्यधिक मद्यपान, नशीली चीजें खाना, मिर्च-मसालेदार, तले हुए गरिष्ठ पदार्थों का अधिक सेवन, अनियमित भोजन, मांस, मछली, अंडा खाना, बैठे रहने का कार्य करना, श्रम व व्यायाम न करना, धूम्रपान, रात में जागरण, यकृत की खराबी, घुड़सवारी, गुदा मैथुन करना आदि होते हैं।

लक्षण : इस रोग के लक्षणों में पाखाना सख्त और कम मात्रा में होना, गुदा में कांटे चुभने जैसा दर्द, सूजन, खुजली होना, ख़ून गिरना, अधिक रक्तस्राव से शरीर पीला पड़ना, दुर्बलता, चक्कर, घबराहट होना, चिंता, क्रोध, अपानवायु का अवरोध, जोर लगाकर वायु निकालना पड़े, आंखों में शोथ, भोजन में अरुचि आदि देखने को मिलते हैं।

क्या खाएं

- ✓ गेहूं, ज्वार के आटे की चोकर सहित बनी रोटी, दलिया, जौ, पुराने चावल, अरहर, मूंग की दाल भोजन में खाएं।
- ✓ फलों में अंजीर, बेल, अनार, कच्चा नारियल, केला, आंवला सेवन करें।
- ✓ सब्जी में तुरई, चौलाई, परवल, कुलथी, टमाटर, गाजर, जिमीकंद, पालक, चुकंदर नियमित खाएं।

✓ प्रतिदिन भोजन के साथ मूली खाएं। भोजन के बाद 2-3 अमरूद खाएं। दोपहर में नियमित रूप से पपीता खाएं।
✓ करेले का रस या छाछ (थोड़ा नमक व अजवाइन मिला) या दही की लस्सी पिएं।
✓ खून जाने की तकलीफ हो, तो धनिए के रस में मिस्री मिलाकर सुबह-शाम पिएं।
✓ पानी का सेवन अधिक करें।

क्या न खाएं

✗ भारी, उष्ण, तीक्ष्ण, गरिष्ठ, मिर्च-मसालेदार, चटपटे पदार्थ भोजन में न खाएं।
✗ बासी भोजन, उड़द की दाल, मांस, मछली, अंडा, चना, खटाई का सेवन न करें।
✗ बैगन, आलू, सीताफल, गुड़, डिब्बा बंद आहार से परहेज करें।
✗ अधिक चाय, कॉफी, शराब न पिएं, तंबाकू, अफीम न खाएं।

रोग निवारण में सहायक उपाय

क्या करें

✓ कब्ज की शिकायत दूर करें।
✓ प्रतिदिन सुबह-शाम घूमने जाएं। सामर्थ्य के अनुसार व्यायाम करें।
✓ गुदा द्वार की पीड़ा दूर करने के लिए रोजाना शौच के बाद एरण्ड या जैतून का तेल लगाएं।
✓ स्वमूत्र से रोज गुदा द्वार धोएं।
✓ सप्ताह में एक बार एनिमा अवश्य लगाएं।
✓ शौच के बाद और सोने से पहले मध्यमा अंगुली से शुद्ध सरसों का तेल गुदा द्वार के अंदर 2-3 बार लगाते रहें।
✓ आसनों में पादांगुष्ठासन एवं उत्तानपादासन नियमित रूप से करें।

क्या न करें

✗ मंल, मूत्र आदि के वेगों को न रोकें।
✗ कठोर आसन पर बहुत देर तक न बैठें और न बहुत देर तक खड़े ही रहें।
✗ साइकिल अधिक न चलाएं। ऊंट, घोड़े की सवारी न करें।
✗ अधिक स्त्री प्रसंग में रस न लें।
✗ रात्रि में अधिक जागरण न करें। उपवास से परहेज करें।

बहुमूत्रता
(Polyuria)

प्रायः प्रौढ़ों और वृद्धों को यह रोग होता है, जिसमें बहुत मात्रा में पानी के समान पेशाब होती है। इसका रोगी 24 घंटे में 5 से 10 लीटर तक पेशाब करता है, जिसमें न तो शर्करा होती है और न एल्ब्यूमिन। अधिक मात्रा में पेशाब करते रहने के कारण शरीर से आहार के पोषक तत्त्व निकलने लगते हैं, जिससे रोगी शारीरिक रूप से कमजोर हो जाता है। उसकी मस्तिष्क की पिट्यूटरी ग्लैंड और किडनी में भी विकार पैदा हो जाता है। स्त्रियों की अपेक्षा पुरुषों में यह रोग अधिक होता है।

कारण : बहुमूत्रता उत्पन्न होने के प्रमुख कारणों में पीयूष ग्रंथि के पश्च भाग के मूत्र निरोधी हार्मोन की कमी, गुर्दों की सूजन, प्रोस्टेट ग्लैंड का बढ़ना, मधुमेह (डायबिटीज इंसीपीडस), हाइपरपेराथायरायडिज्म, मूत्र संस्थान की टी.बी., हिस्टीरिया, मस्तिष्कावरण शोथ, पिट्यूटरी ग्लैंड की विकृति, मिर्गी, नाड़ी उत्तेजना, अति स्त्री-प्रसंग, शराब, चाय, पानी, कॉफी, दूध का अधिक सेवन, शारीरिक श्रम न करना, दिन में सोना, मांस अधिक खाना, मानसिक अशांति, मानसिक आघात, अति परिश्रम, अधिक चिंता, कैल्शियम की अधिकता, पोटेशियम की कमी आदि होते हैं।

लक्षण : इस रोग में लक्षणों के रूप में अधिक मात्रा में बार-बार पेशाब आना, रात में ज्यादा और दिन में कुछ कम होना, स्वभाव में चिड़चिड़ापन, नींद न आना, सिर और कमर में दर्द, अंगों की फड़कन, शारीरिक कमजोरी, प्यास की अधिकता, मंदाग्नि, कब्ज आदि देखने को मिलते हैं।

क्या खाएं

✓ हलका, सुपाच्य, संतुलित भोजन करें।

✓ शाम के भोजन में पालक की सब्जी नियमित रूप से सेवन करें।

✓ सुबह-शाम के भोजन में मसूर की दाल खाएं।

✓ फलों में अंगूर, केला, सेब, आंवला रोजाना खाएं।

✓ रात में 2-4 छुहारे खाकर एक कप दूध पिएं।

✓ गुड़ और तिल समान मात्रा में मिलाकर बनाए लड्डू दिन में 3 बार खाएं।

✓ जितनी प्यास हो उतना ही पानी पिएं।

क्या न खाएं

✗ रात में ज्यादा चावल न खाएं।

✗ चाय, कॉफी, शराब न पिएं।

✗ मांस, नमक, कैल्शियम युक्त पदार्थ न खाएं।

✗ अधिक मात्रा में पानी न पिएं।

रोग निवारण में सहायक उपाय

क्या करें

✓ सुबह की सैर करें। नियमित रूप से व्यायाम करने की आदत बनाएं।

✓ मानसिक तनाव, चिंता, भय, परेशानियों को कम करने के उपाय करें।

✓ जिस कारण से रोग वृद्धि हो रही हो, उसका पता लगाकर उसे दूर करें।

क्या न करें

✗ अति स्त्री-प्रसंग न करें।

✗ दिन में न सोएं।

✗ अति परिश्रम करने से बचें।

बिस्तर में पेशाब करना
(Bed Wetting)

एक से डेढ़ वर्ष की उम्र के बच्चे अपने मूत्राशय पर नियंत्रण करना धीरे-धीरे सीख जाते हैं और पेशाब की हाजत महसूस होने पर बड़ों को बताने या घर में हों, तो स्वयं बाथरूम में जाकर पेशाब करने लगते हैं। बिस्तर में सोते हुए निद्रावस्था में पेशाब करने की बीमारी बचपन में अधिक और युवावस्था में नगण्य होती है। चिकित्सा विज्ञान में इस बीमारी को एन्यूरेसिस (Enuresis) के नाम से जाना जाता है। यदि 5-6 वर्ष की उम्र तक यह रोग कायम रहता है, तो बच्चा मनोवैज्ञानिक समस्या का शिकार हो सकता है।

कारण : इस बीमारी के उत्पन्न होने के प्रमुख कारणों में शारीरिक समस्याएं जैसे—पेट में कृमि होना, गुर्दों का ठीक से काम न करना, मधुमेह, मिर्गी, ब्लेडर का छोटा होना, मूत्राशय का शोथ, उसमें पथरी होना और मनोवैज्ञानिक समस्याएं जैसे—मंद बुद्धि, मानसिक रूप से अविकसित होना, असुरक्षा की भावना, भयानक स्वप्न देखना, हर समय डांट-डपट और सजा का भय, मन में चल रहे किसी द्वंद्व का नतीजा, परीक्षा का डर आदि होते हैं।

लक्षण : बच्चा शर्म और संकोच के कारण भयातुर या विचारों में खोया-खोया सा रहता है। अंदरूनी रोग हो जाने पर पेट में दर्द तथा पेशाब में जलन की पीड़ा भी रह सकती है। संवेदनशील बच्चे बिस्तर गीला करते हैं।

क्या खाएं

✓ सादा, सुपाच्य, संतुलित भोजन खाएं।
✓ रोजाना सोते समय 5 मुनक्का या 2 छुहारे खाएं।
✓ काले तिल के गुड़ में बने लड्डू या गजक भोजन के बाद सेवन करें।
✓ 2 अखरोट 2 चम्मच शहद के साथ सोते समय खाएं।

- ✓ फलों में पपीता, अमरूद, संतरा, केला, मौसमी, चीकू, आंवला, खाएं।
- ✓ प्यास लगने पर छाछ पिएं।

क्या न खाएं

- ✗ तले, भुने, मिर्च-मसालेदार, चटपटी या अधिक नमकीन चीजें न खाएं।
- ✗ चाकलेट, टॉफी, मिठाई, ब्रेड, जैम, जैली, क्रीम रोल, आइसक्रीम का सेवन न करें।
- ✗ सोने से पूर्व चाय, कॉफी, दूध, पानी न पिएं।

रोग निवारण में सहायक उपाय

क्या करें

- ✓ सोने के पूर्व पेशाब अवश्य करें।
- ✓ दिन भर में पेय पदार्थों की मात्रा कम कर दें।
- ✓ बाई करवट सोने की आदत डालें।
- ✓ बच्चे में आत्मविश्वास जगाएं। दूसरे से उसकी तारीफ करें।
- ✓ जिस रात्रि में बच्चा पेशाब न करे, तो सुबह उसे शाबाशी देकर प्रोत्साहित करें।

क्या न करें

- ✗ सोने के एक-दो घंटे पूर्व से पेय पदार्थ या पानी न पिएं।
- ✗ चित लेटकर न सोएं।
- ✗ बच्चे को परिवार या मित्रों के सामने हास्य का पात्र न बनाएं।
- ✗ डरावनी, हिंसक फिल्में, टी.वी. के कार्यक्रम रात्रि में न देखें।
- ✗ मार, पीट, सजा देना या डांट-डपट कर बच्चे के मन में भय उत्पन्न न करें।

मधुमेह/डायबिटीज
(Diabetes)

शरीर की अंतःस्रावी पेनक्रियाज ग्रंथि से उत्पन्न इंसुलिन नामक हार्मोन न बनने के कारण मधुमेह रोग उत्पन्न होता है। यह हार्मोन शरीर में सेवन की गई चीनी का पाचन कर उसे ऊर्जा में परिवर्तित करता है और रक्त में ग्लूकोज की मात्रा एक निश्चित स्तर से अधिक नहीं बढ़ने देता। शेष अतिरिक्त शर्करा की मात्रा इंसुलिन द्वारा ही ग्लाइकोजन में परिवर्तित करके यकृत और मांसपेशियों में एकत्रित कर दी जाती है। आमतौर पर खाली पेट में रक्त की शर्करा का स्तर 80 से 120 मिलीग्राम प्रति 100 सी.सी. के मध्य होता है और भोजन करने के बाद यह स्तर 100 से 140 मिलीग्राम हो जाता है। अकसर यह रोग महिलाओं की अपेक्षा पुरुषों में, गरीबों की अपेक्षा अमीरों में तथा 35 से 60 वर्ष की आयु वालों में अधिक होता है। वैसे वंशानुगत कारण से यह रोग किसी भी आयु में हो सकता है।

कारण : मधुमेह उत्पन्न होने के प्रमुख कारणों में पेनक्रियाज द्वारा इंसुलिन नामक हार्मोन न बनाना, वंशानुगत कारण, आराम तलब जिंदगी बिताना, परिश्रम या व्यायाम बिल्कुल न करना, बैठे-बैठे कार्य करना, ज्यादा मात्रा में आहार करना, मीठी चीजें अधिक खाना, शराब अधिक पीना, अधिक मानसिक काम करना, मानसिक तनाव, चर्बी और मोटापा की वृद्धि, चिंता, यकृत के कार्य में कमी आदि होते हैं।

लक्षण : इस रोग में लक्षणों के रूप में प्यास अधिक लगना, बार-बार भूख लगना, मूत्र की मात्रा और पेशाब की हाजत बढ़ना, शरीर का वजन घटना, शारीरिक कमजोरी बढ़ना, बार-बार फोड़े-फुंसी होना, खुजली की शिकायत बढ़ना, खून और मूत्र में शर्करा की उपस्थिति, त्वचा का रूखी-सूखी होना, सिर दर्द, घबराहट, उत्तेजना की कमी, नपुंसकता आदि देखने को मिलते हैं।

95

क्या खाएं

- ✓ गेहूं और जौ 2-2 किलो की मात्रा में लेकर एक किलो चने के साथ पिसवा लें। ऐसे चोकर सहित आटे की बनी चपातियां भोजन में खाएं।
- ✓ सब्जियों में करेला, मेथी, सहिजन, कुलफा, पालक, तुरई, शलगम, परवल, लौकी, मूली का साग खाएं।
- ✓ फलों में जामुन, नीबू, आंवला, टमाटर, संतरा, मौसमी, ककड़ी सेवन करें। मेथी दाना (बीज) 25 से 100 ग्राम तक प्रतिदिन सुबह खाली पेट या सब्जी बनाकर, आटे में मिलाकर अथवा दाल के साथ नियमित रूप से खाएं।
- ✓ चीनी रहित चाय, कॉफी, दूध का सेवन करें। मिठास के लिए सैकरीन, एसपरेटम आदि की गोलियां उपयोग में लें।
- ✓ कमजोरी दूर करने के लिए हरा कच्चा नारियल, अखरोट, मूंगफली के दाने, काजू, सोयाबीन, मटन का सूप, दही, छाछ का सेवन करें।
- ✓ इंसुलिन के बनने में क्रोमियम की कमी से रुकावट आती है। अतः इसकी प्राप्ति के लिए फूलगोभी, मशरूम, चोकर सहित खड़े अनाज, खमीर, सूखे मेवे अधिक खाएं।
- ✓ भोजन एक बार में न कर थोड़ी-थोड़ी मात्रा में 4-5 बार करें।
- ✓ जड़ी-बूटियों में नीम की निबोली, पत्तियां, अदरक, सोंठ, हलदी, लहसुन, धनिया, दालचीनी, अजमोद का सेवन करें।

क्या न खाएं

- ✗ चावल, मांस, अंडे, बिना तली हुई मछली, दूध का पाउडर, सिंघाड़े, घी, मक्खन, मैदा से बनी चीजें आहार में न खाएं।
- ✗ मीठे खाद्य व पेय पदार्थ जैसे–चीनी, गुड़, शहद, ग्लूकोज, मिठाइयां, जैम, जेली, टॉफी, चाकलेट, आइसक्रीम, खीर, हलुआ, गन्ना, शकरकंद, आम, केला, चीकू, पपीता, शर्बत, कोल्ड ड्रिंक्स, अंगूर, चीनी युक्त चाय, मीठा दूध, रबड़ी आदि का सेवन न करें।
- ✗ तिल, आलू, आलू चिप्स, घुइयां, चुकंदर, उड़द की दाल, पूरी, पराठे, समोसे, कचौरी, चाट भी न खाएं।
- ✗ शराब, शीतल जल, बर्फ का सेवन न करें।
- ✗ आवश्यकता से अधिक और भरपेट भोजन एक बार में न करें।

रोग निवारण में सहायक उपाय

क्या करें

✓ सुबह-शाम टहलना, तेजी से चलना सबसे अधिक सुरक्षित व्यायाम है। इसे नियमित रूप से करें। चलने की गति धीरे-धीरे बढ़ाएं।

✓ तैरना और दौड़ना उत्तम व्यायाम है, अपनी पसंद के अनुसार करें।

✓ भोजन और दवा सेवन का निश्चित समय तय कर उसका पालन सख्ती से करें।

✓ शीत ऋतु में सर्दी न लग जाए, इसके लिए पर्याप्त गर्म कपड़े पहनें।

✓ मिस्री या चॉकलेट हमेशा अपने पास रखें, ताकि आपातकालीन स्थिति में रक्त में शर्करा की कमी की वजह से बेहोशी आ जाए, तो उसका सेवन किया जा सके।

क्या न करें

✗ घूमते समय इतनी तेज गति से न चलें कि हांफने लगें।

✗ उतना ही व्यायाम करें, जिससे थकान न हो।

✗ मानसिक तनाव पैदा न होने दें।

✗ शरीर का वजन अधिक बढ़ने न दें।

✗ उपवास न करें।

मलेरिया
(Malaria)

यह एक संक्रामक ज्वर है, जिसमें निश्चित समय के अंतर से ठंड के साथ ज्वर चढ़ता है और पसीना आकर उतर जाता है। इसका ज्वर एक, दो, तीन, चार दिन का अंतर देकर आमतौर से आता है, लेकिन कभी-कभी रोज भी आ सकता है।

कारण : मलेरिया का संक्रमण एनोफलीस मच्छर के काटने से होता है। मलेरिया दो प्रकार के सूक्ष्मजीवी कीटाणुओं से होता है, जिन्हें प्लाजमोडियम वाइवैक्स और प्लाजमोडियम फाल्सीपैरम कहते हैं। प्लाजमोडियम जीवाणु मच्छर के पेट में से मनुष्य के शरीर में प्रवेश कर यकृत (लिवर) में अपना अड्डा बना लेते हैं। फिर अपना विकास करके खून के माध्यम से फैल जाते हैं और ज्वर की शुरुआत होती है। मस्तिष्क में इन कीटाणुओं के पहुंचने से मृत्यु भी हो सकती है।

लक्षण : मलेरिया के प्रमुख लक्षणों में ज्वर आने के पहले जी मिचलाहट, वमन, सिर दर्द, बदन दर्द, हाथ-पैर में कंपकंपी, प्यास लगना फिर तेज ठंड लगकर ज्वर 103-104 डिग्री फा. तक चढ़ना, रोगी का छटपटाना और बड़बड़ाना, फिर पसीना आकर ज्वर उतरना और आराम मिलना होते हैं। लंबे चलने वाले बुखार में रोगी की तिल्ली (प्लीहा) और जिगर (लिवर) बढ़ जाते हैं।

क्या खाएं

- ✓ जब ज्वर उतरे तब अरारोट, साबूदाने की खीर, बार्ली, चावल का मांड, बिदाना, अंगूर, सिंघाड़ा जैसी हलकी सुपाच्य चीजें खाएं।
- ✓ जिस दिन ज्वर आने वाला हो, उस दिन पुराने चावल का भात, सूजी की रोटी, थोड़ा दूध या मछली का शोरबा पिएं।

✓ कच्चा केला, परवल, बैगन, केले के फूल की सब्जी खाएं।

✓ गर्म पानी में नीबू निचोड़ कर स्वादानुसार चीनी मिलाकर 2-3 बार पिएं।

✓ ज्वर आने से पहले सेब खाएं।

✓ प्यास लगने पर थोड़ा-थोड़ा छाछ पिएं।

✓ ज्वर में गरम पानी और बाद में गर्म किया ठंडा पानी ही पिएं।

क्या न खाएं

✗ भारी, गरिष्ठ, तले, मिर्च-मसालेदार चीजें भोजन में न खाएं।

✗ मांस, मछली, अंडा न खाएं।

✗ फ्रिज का ठंडा पानी, आइसक्रीम, ठंडी तासीर की चीजें सेवन न करें।

✗ शराब न पिएं।

रोग निवारण में सहायक उपाय

क्या करें

✓ मच्छरदानी लगाकर सोएं।

✓ रोगी का कमरा स्वच्छ, हवादार रखें।

✓ ज्वर उतरने के बाद गर्म जल से शरीर पोंछ दें।

क्या न करें

✗ मच्छर गंदे पानी में बढ़ते हैं, अतः घर के आसपास पानी इकट्ठा न होने दें।

✗ रात्रि में जागरण न करें।

✗ शरीर को ठंड न लगने दें। उचित कपड़े पहनें।

✗ अधिक परिश्रम का कार्य न करें।

✗ यहां-वहां का गंदा पानी न पिएं।

मानसिक तनाव
(Mental Tension)

इसमें कोई संदेह नहीं कि आज के मशीनी युग में प्रत्येक व्यक्ति भूख और प्यास की तरह ही मानसिक तनाव का अनुभव करता है। इसका तन और मन दोनों पर बुरा असर पड़ता है। अनेक शारीरिक और मानसिक बीमारियां मानसिक तनाव के बढ़ने से उत्पन्न होती हैं, जिनमें उच्च रक्तचाप, हृदय रोग, डायबिटीज, पेप्टिक अल्सर, सिर दर्द, माइग्रेन, डिप्रेशन, हिस्टीरिया एवं मस्तिष्क रक्तस्राव प्रमुख हैं। जब हमारे मन को दो विभिन्न प्रकार की इच्छाएं, आवेश या प्रवृत्तियां परस्पर विरोधी दिशाओं में खींचे, तो अंतर्द्वंद्व एवं मानसिक तनाव पैदा होता है।

कारण : मानसिक तनाव बढ़ने के प्रमुख कारणों में आप जो चाहते हैं, वह न होना, भय, चिंता, कुढ़न, क्रोध, आर्थिक समस्या, व्यापार में हानि, मुकदमेबाजी में उलझना, गृह कलह, दांपत्य जीवन में दरार, हीन भावनाएं, अंतर्द्वंद्व, दफ्तर में काम का बोझ बढ़ना, घर में पारिवारिक समस्याएं आदि होते हैं।

लक्षण : इस रोग के लक्षणों में शारीरिक और मानसिक थकान, सिर दर्द, पेट की गड़बड़ी, दिल का दौरा, बाल सफेद होना, कैंसर, पेप्टिक अल्सर, किसी काम में मन न लगना, एकाग्रता का अभाव, अरुचि, उत्साह की कमी, नींद न आना, मस्तिष्क रक्तस्राव, उच्च रक्तचाप, मधुमेह, पसीना अधिक आना, दिल की धड़कन बढ़ना, सेक्स संबंधों में उदासीनता, डिप्रेशन, हिस्टीरिया, असमय ही चेहरे पर झुर्रियां पड़ना आदि देखने को मिलते हैं। उल्लेखनीय है कि मानसिक खिंचाव के वक्त डिस्केफान हार्मोन का स्राव बढ़ने से चेहरे की त्वचा में संकुचन होता है, जिसके परिणामस्वरूप झुर्रियां बन जाती हैं।

क्या खाएं

✓ हलका, सुपाच्य, संतुलित भोजन आराम से चबा-चबा कर खाएं।
✓ ताजे मीठे फलों का सेवन करें। तनाव की स्थिति में उनका जूस पिएं।
✓ हरी साग-सब्जियां और सलाद का नियमित सेवन करें।
✓ दूध, दही की लस्सी, गन्ने का रस, अंगूर, संतरे, मौसमी का रस पिएं।

क्या न खाएं

✗ भारी, गरिष्ठ, तली, ज्यादा मिर्च-मसालेदार चटपटी चीजें न खाएं।
✗ कड़क चाय, कॉफी, शराब जैसी नशीली चीजों का सेवन न करें।
✗ अचार, अमचूर, खटाई से परहेज करें।
✗ मांस, मछली, अंडा न खाएं।

रोग निवारण में सहायक उपाय

क्या करें

✓ खूब दिल खोलकर हंसें। हंसी-मजाक करने की प्रवृत्ति बनाएं।
✓ रुचिकर कार्य में जुट जाएं। मधुर संगीत का आनंद लें।
✓ अपने को कमजोर न स्वीकारें। अपना आत्मविश्वास बढ़ाएं।
✓ अपनी भावनाओं पर नियंत्रण रखना सीखें।
✓ नियमित व्यायाम करें। पैदल घूमने जाएं।
✓ एकांत में प्रार्थना करें।
✓ दिन भर के कामों के बाद मनोरंजन और आराम करने के लिए भी समय निकालें।

क्या न करें

✗ भविष्य की चिंता में डूबे न रहें।
✗ किसी भी कार्य को टालने की प्रवृत्ति न बनाएं।
✗ कार्य इस सीमा तक न करें, जिससे अधिक थकान हो।
✗ अपने मित्रों, रिश्तेदारों से बड़ी-बड़ी आशाएं न लगाएं।
✗ रोने के मौकों पर अपने आंसू न रोकें।
✗ क्रोध न करें और न उसे दबा कर रखें।

मिरगी
(Epilepsy)

जब राह चलते-चलते या बैठे-बैठे कोई व्यक्ति गिर पड़े, अचेत हो जाए और उसका शरीर ऐंठ जाए, मुंह से झाग आने लगे, होंठ भिंच जाएं, आंखें उलटी-सी दिखें, तो समझें कि उसे मिरगी का दौरा पड़ा है। इस दौरान रोगी की जीभ दांतों के बीच आकर कट सकती है। अतः दांतों के बीच चम्मच आदि रख दें जिससे जीभ न कटे। दोरे के समय रोगी का अपने आप पेशाब भी निकल सकता है। वैसे मोटे तौर पर समझा जाए कि मिरगी मस्तिष्क में अव्यवस्था उत्पन्न हो जाने का ही परिणाम होता है। दौरा अचानक और बहुत जल्द पूरा असर दिखा देने के कारण मरीज संभल भी नहीं पाता।

कारण : मिरगी उत्पन्न होने के प्रमुख कारणों में अत्यधिक मानसिक व शारीरिक कार्य करना, हस्तमैथुन की अधिकता, सिर पर चोट लगना, बहुत ज्यादा शराब पीना, तेज बुखार होने के बाद, मैनिनजाइटिस, ब्रेन ट्यूमर, मस्तिष्क ज्वर, लकवा, दिमागी तरंगों की स्वाभाविक लय में गड़बड़ी होना, अधिक चिंता, रक्त में ग्लूकोज की कमी या अधिकता, आनुवांशिक रोग, स्त्रियों में मासिक धर्म संबंधी खराबी, दिमागी ऊतकों को आक्सीजन न मिलना आदि होते हैं।

लक्षण : इस रोग के लक्षणों में अचानक मूर्च्छित होना, मुंह से झाग निकलना, पैर और चेहरे पर कंपन, शरीर का अकड़ना, दांतों का भिंच जाना, पेशाब निकलना, एकदम चुपचाप अथवा एकाएक चिल्ला कर बेहोश होना, हाथ-पैरों का इधर-उधर पटकना, पसीना छूट जाना, गर्दन का टेढ़ा हो जाना, दौरे के बीच स्मृति का लोप होना, हृदयगति अत्यंत बढ़ना आदि देखने को मिलते हैं।

क्या खाएं

✓ गेहूं के आटे की चोकर सहित बनी चपाती, भुनी हुई अरहर, मूंग की दाल आहार में लें।

✓ आहार सीमित मात्रा में सोने के दो घंटे पहले खाएं।

✓ फलों में आम, अंजीर, अनार, संतरा, सेब, नाशपाती, आड़ू, अनन्नास का सेवन करें।

✓ अंकुरित मोठ, मूंग, दूध, दूध से बने पदार्थ के साथ नाश्ते में खाएं।

✓ मेवे में बादाम, काजू, अखरोट सेवन करें।

✓ भोजन के साथ गाजर का मुरब्बा, पुदीने की चटनी खाएं।

✓ लहसुन तेल में सेंक कर सुबह-शाम खाएं और कच्ची कली तोड़कर सूंघें।

क्या न खाएं

✗ आवश्यकता से अधिक भारी, गरिष्ठ, तले, मिर्च-मसालेदार चटपटा भोजन न खाएं।

✗ वात कारक भोज्य पदार्थ जैसे—उड़द, राजमा, कचालू, गोभी, मसूर की दाल, चावल, बैगन, मछली, मूली, मटर का सेवन न करें।

✗ उत्तेजक पदार्थों में कड़क चाय, कॉफी, तंबाकू, गुटखे, शराब, मांसाहारी भोजन, पिपरमेंट आदि का परहेज करें।

✗ अधिक शीतल और अधिक उष्ण पदार्थों का सेवन न करें।

रोग निवारण में सहायक उपाय

क्या करें

✓ नियमित रूप से सुबह-शाम खुली हवा में घूमने जाएं।

✓ दौरा पड़ने के बाद चेहरे पर ठंडे पानी के छींटे मारें।

✓ पूर्ण विश्राम कराने के लिए रोगी को करवट से लिटाएं। तंग कपड़ों के बटन खोल दें। तकिया लगाकर सिर ऊंचा कर दें।

✓ कमर का पट्टा, टाई, जूते सभी ढीले कर दें।

✓ दांतों के बीच संभव हो, तो चम्मच आदि कोई साफ चीज फंसा दें, जिससे जीभ न कटे।

✓ हाथ-पैरों को रगड़ कर या अन्य उपाय से गर्म रखें।

✓ शुद्ध हवा रोगी को मिले, ऐसा इंतजाम करें।

क्या न करें

✗ दौरे के वक्त रोगी की गतिविधियों या अंग संचालन को न रोकें।

✗ रोगी व्यक्ति को किसी भी प्रकार का वाहन, साइकिल आदि न चलाने दें।

✗ रोगी को पेट के बल न लिटाएं। इससे नाक, मुंह तकिए से दब सकते हैं और श्वास घुट सकती है।

✗ ज्यादा मानसिक और शारीरिक कार्य न करें।

✗ मल-मूत्र आदि वेगों को न रोकें।

✗ सभी प्रकार की उत्तेजनाओं तथा मानसिक तनाव से बचें।

✗ पूरी रात का जागरण कभी न करें।

✗ दौरों के दिनों में संभोग न करें।

✗ आग, पानी, अधिक ऊंचाई, गहराई, लड़ाई-झगड़े के माहौल में न जाएं।

मुंह की दुर्गंध
(Halitosis)

जिसके मुंह से दुर्गंध आती है, उसकी सांस और बात करते समय निकलने वाली हवा भी दुर्गंधयुक्त होती है। यों तो आजकल पूर्ण स्वस्थ दिखाई देने वालों के मुंह से भी दुर्गंध आना एक आम बात हो गई है। अनेक बार पति-पत्नी के प्यार में कमी होने का कारण मुंह की दुर्गंध ही होती है। यह एक ऐसा रोग है, जिससे हर मनुष्य घृणा करता है। सांसों से दुर्गंध आने की इस बीमारी को मेडिकल की भाषा में हेलीटॉसिस कहते हैं।

कारण : मुह से दुर्गंध आने के प्रमुख कारणों में दांतों और मसूड़ों का रोग, पायरिया होना, दांतों पर जमी मैल, टांसिल की सूजन, नाक व साइनस के विकार या संक्रमण होना, मुंह में घाव, श्वास नली व फेफड़ों के विकार, पाचन संस्थान का ठीक से काम न करना, जीभ पर जमी मैल, गंदे नकली दांत, मुख गुहा का कैंसर, धूम्रपान, तंबाकू, गुटखे का सेवन, मदिरापान, पान का अति सेवन, मधुमेह, कब्ज, पेट के अल्सर, अपच, टी.बी., निमोनिया, साइनस, डिप्थीरिया, लहसुन-प्याज का सेवन, दांतों में भोजन के कण फंसे रहना, दांतों की नियमित सफाई न करना आदि होते हैं।

लक्षण : इस रोग में लक्षणों के रूप में मुंह से दुर्गंध आना, पेट खाली होने पर आंतरिक गर्मी के कारण अधिक दुर्गंध आना, मसूड़ों से पीप आना, जी मिचलाहट, सबेरे बासी मुंह अधिक दुर्गंध निकलना, शीतल पेयों के सेवन से पेट में गुड़गुड़ की आवाज, उदर में बोझ प्रतीत होना आदि लक्षण देखने को मिलते हैं।

क्या खाएं

✓ शुद्ध, सात्त्विक, हलका, सुपाच्य भोजन खाएं।

✓ जीभ का मैलापन दूर करने के लिए लाल टमाटर पर सेंधा नमक लगाकर खाएं।

✓ कच्चा पालक, पत्ता गोभी चबा-चबा कर सुबह-शाम खाएं।
✓ जीरे को हलका भूनकर सुबह-शाम भोजन के बाद चबाएं।
✓ आधा चम्मच सोंठ का चूर्ण दोनों समय के भोजन के बाद सेवन करें।
✓ भोजन के बाद तुलसी, पुदीना, कच्ची शलगम चबा-चबा कर खाएं।
✓ फलों में संतरा, नारंगी, नीबू, आंवला सेवन करें।

क्या न खाएं

✗ भोजन में भारी, गरिष्ठ, तले, मिर्च-मसालेदार, चटपटी चीजें न खाएं।
✗ अत्यधिक चीनी युक्त खाद्य पदार्थों और पेयों से परहेज करें।
✗ चॉकलेट, टॉफी, कोल्ड ड्रिंक्स, जैम, जैली, आइसक्रीम, मिठाई न खाएं।
✗ चाय, कॉफी, शराब, मांस, मछली का अधिक सेवन न करें।
✗ अत्यधिक गर्म चीजें न खाएं।

रोग निवारण में सहायक उपाय

क्या करें

✓ टंग क्लीनर से रोजाना सुबह जीभ की सफाई करें।
✓ सुबह और सोने से पहले टूथब्रश या मंजन से दांतों की सफाई करें।
✓ रक्त और पीप आने से रोकने के लिए नीबू का रस और शहद मिलाकर मसूड़ों पर मलें।
✓ नीबू, पुदीने का रस तथा नमक एक गिलास गुनगुने पानी में मिलाकर सुबह-शाम कुल्ले करें।
✓ कभी-कभार लौंग, इलायची, अजवाइन मुलहठी चूसते रहें।

क्या न करें

✗ अत्यधिक कड़े ब्रुश से दांतों की सफाई न करें।
✗ मीठी चीजें खाकर बिना दांतों की सफाई किए न सोएं।
✗ कब्जियत पैदा न होने दें।
✗ मुंह के रोगों का इलाज कराने में लापरवाही न करें।

मुंहासे
(Pimples)

मुंहासे मुख सौंदर्य के सबसे प्रबल शत्रु हैं, जिनसे युवक-युवतियां काफी परेशान रहते हैं। किशोरावस्था की समाप्ति और युवावस्था के आरंभ में युवकों और युवतियों में एस्ट्रीन्जेंट हारमोंस के कारण त्वचा की ग्रंथियों का स्राव गाढ़ा होकर रोम छिद्रों को बंद कर देता है, जिससे त्वचा की कोशिकाओं में ऑक्सीजन का आदान-प्रदान अवरुद्ध हो जाता है। इससे मुंहासों की उत्पत्ति होती है।

कारण : मुंहासे उत्पन्न होने के प्रमुख कारणों में युवावस्था के हार्मोन्स की अधिकता, पेट खराब रहना, खून के विकार, मिर्च-मसालेदार, खटाई युक्त चीजों का अधिक सेवन, त्वचा का गंदा रहना, सौंदर्य प्रसाधनों का अधिक प्रयोग, विटामिन ए की कमी, चिकनाई वाले खाद्य पदार्थों का अधिक सेवन, वासना की अतृप्ति, हस्तमैथुन, कामोत्तेजक साहित्य पढ़ना, उत्तेजक फिल्में देखना, गर्भाशय की खराबी, मनोविकार, मल-मूत्र के वेगों को रोकना, अधिक मीठे पदार्थों का सेवन मासिक धर्म की खराबी, उत्तेजक पेय चाय, कॉफी, शराब का अधिक सेवन आदि होते हैं।

लक्षण : इस रोग के लक्षणों में चेहरे पर छोटी-छोटी फुंसियां निकलकर गांठों में परिवर्तित हो जाती हैं। फुंसियां पहले लाल रंग की होती हैं, जो दर्द करती हैं और धीरे-धीरे बढ़ती हैं, फिर उनमें पीप पड़ता है, जिससे वे सफेद होकर फूट जाती हैं। मुंहासे फूटने पर कील निकलती है, फिर आराम मिलता है, लेकिन फुंसियों के सूखने पर काले निशान बन जाते हैं, जो भद्दे लगते है। इनके अतिरिक्त कब्ज, मुंह से दुर्गंध, जीभ पर मैल आदि देखने को मिलते हैं।

क्या खाएं

✓ सुपाच्य, हलका, संतुलित आहार करें।
✓ अंकुरित गेहूं, चना, मूंग, मसूर, अरहर की दाल का सेवन करें।

107

- ✓ खट्टे-मीठे फलों में आम, अंगूर, पपीता, सेब, नारंगी, संतरा, नीबू खाएं।
- ✓ सब्जियों में टमाटर, गाजर, मूली, पालक, सरसों, शलगम, फूल गोभी, पत्ता गोभी, ककड़ी, चौलाई का सेवन करें।
- ✓ दूध, दही, मट्ठा, पनीर, श्रीखंड, मूंगफली, बादाम, पिस्ता, काजू खाएं।

क्या न खाएं

- ✗ तली, मिर्च-मसालेदार, चटपटी, गरिष्ठ चीजें न खाएं।
- ✗ सफेद चीनी और मैदे से बनी चीजें, मिठाइयां न खाएं।
- ✗ उत्तेजक चीजें चाय, कॉफी, मांस, मछली, शराब, अंडे, तंबाकू से परहेज करें।
- ✗ चॉकलेट, बिस्कुट, पेस्ट्री, अचार, कोल्ड ड्रिंक्स, घी, मक्खन न खाएं।

रोग निवारण में सहायक उपाय

क्या करें

- ✓ चेहरे पर भाप लें सोते समय गर्म पानी से मुंह धोकर तोलिए से रगड़ें।
- ✓ रुई से बोरिक लोशन लेकर पकी फुंसियों की कील को धीरे-धीरे पोंछ कर निकालें।
- ✓ सूर्योदय से पूर्व घूमने जाएं। शवासन, पद्मासन नियमित करें।
- ✓ सोने से पूर्व चेहरे पर जैतून का तेल या दूध की मलाई या जायफल को दूध में घिसकर बने पेस्ट को रोजाना लगाएं।
- ✓ सुबह-शाम शौच जाएं। कब्ज दूर करें।
- ✓ प्रसन्न, चिंता मुक्त रहते हुए रात्रि में नींद पूरी लें।

क्या न करें

- ✗ फुंसियों को हाथ से फोड़ें नहीं।
- ✗ सेक्सी साहित्य न पढ़ें और न ऐसी फिल्में भी न देखें।
- ✗ चेहरे पर तरह-तरह के क्रीम, पाउडर का प्रयोग न करें।
- ✗ दिन में न सोएं। रात्रि में जागरण न करें।
- ✗ चिंता, मानसिक तनाव व धूम्रपान से बचें।

मोटापा
(Obesity)

जब शरीर में आवश्यकता से अधिक मात्रा में चर्बी बढ़ जाती है, तो मोटापा उत्पन्न होकर शरीर को बेडौल बना देता है। मोटापा व्यक्ति के लिए मुसीबतों की जड़ ही नहीं, बल्कि अनेक छोटी-मोटी बीमारियों का कारण भी बन जाता है। ऐसे व्यक्ति की तन और मन से स्फूर्ति, उमंग और चंचलता चली जाती है।

कारण : मोटापा उत्पन्न होने के प्रमुख कारणों में खानदानी परंपरा (वंशानुगत), नलिका विहीन ग्रंथियां जैसे—थायराइड, पिट्यूटरी, एड्रीनल ग्लैंड्स के कार्यों में गड़बड़ी उत्पन्न होना, चयापचय संबंधी विकार, हार्मोन्स का असंतुलन, गलत खानपान, चर्बी बढ़ाने वाले आहार, घी, चावल, मक्खन, आलू, मिठाइयां, चीनी, केला, मांस, उड़द, बादाम आदि अधिक खाना, परिश्रम, व्यायाम न करना, दिन में सोना, आराम अधिक करना, मासिक धर्म नियमित न होकर कम होना, अधिक भोजन करना, तली हुई चीजें खाना आदि होते हैं।

लक्षण : इस रोग में लक्षणों के रूप में चुस्ती-फुर्ती का अभाव, उत्साह की कमी, दैनिक कार्यों के करने में सुस्ती, थोड़े से कार्य करने पर भी थकावट, सांस फूलना, घबराहट, बेचैनी, अधिक पसीना आना, पसीने में बदबू, मधुमेह, उच्च रक्तचाप, हृदय की दुर्बलता, हृदय रोग, मासिक धर्म की अनियमितता, गुर्दे व मूत्र संबंधी विकार, वात विकार, गठिया, सर्दी-जुकाम, खांसी, हार्मोन्स संबंधी रोग आदि देखने को मिलते हैं।

क्या खाएं

✓ सादा, सुपाच्य, संतुलित भोजन करें।
✓ भोजन आवश्यकता से कम मात्रा में ही सेवन करें।
✓ टमाटर, लौकी, खीरे के रस में नीबू व शहद मिलाकर पिएं।

- ✓ आलू को उबालकर, आग में सेंक कर खाएं।
- ✓ सुबह खाली पेट एक गिलास पानी में एक नीबू का रस और शहद मिलाकर पिएं।
- ✓ ककड़ी, कुलथी, टमाटर, पालक, चने की दाल खाएं।
- ✓ छाछ में काला नमक और अजवाइन मिलाकर दोपहर के भोजन के बाद पिएं।
- ✓ भोजन के साथ सलाद का नियमित सेवन करें।

क्या न खाएं

- ✗ भारी, गरिष्ठ, तले, मिर्च-मसालेदार, चटपटे खट्टे खाद्य पदार्थ न खाएं।
- ✗ मांस, मछली, अंडा, घी, तेल, मैदा, चीनी का सेवन न करें।
- ✗ चावल, चॉकलेट, मिठाइयां, केला, तले आलू चिप्स, अंगूर से परहेज करें।
- ✗ चाय, शराब, कोल्ड ड्रिंक्स न पिएं।
- ✗ बादाम, पिस्ते, काजू, मक्खन, मलाई, रबड़ी, मुरब्बे न खाएं।
- ✗ नमक का सेवन न करें।

रोग निवारण में सहायक उपाय

क्या करें

- ✓ सुबह नियमित रूप से घूमने जाएं। रस्सी कूदना, दौड़ना जैसे व्यायाम करें।
- ✓ जॉगिंग, साइक्लिंग, एरोबिक एक्सरसाइज, नृत्य आदि तथा योगासन करें।
- ✓ नियमित रूप से सरसों के तेल से शरीर की मालिश करें।
- ✓ नित्य शारीरिक परिश्रम करें।
- ✓ सप्ताह में एक-दो बार उपवास करें और केवल फलों और तरकारियों का जूस सेवन करें।
- ✓ कब्ज दूर करने के उपाय करें।

क्या न करें

- ✗ दिन में नींद न लें।
- ✗ दिन भर आराम न करें।
- ✗ भूखे रहकर डायटिंग न करें।
- ✗ जल्दबाजी में भोजन न करें।

मोतियाबिंद
(Cataract)

दुनिया भर में मोतियाबिंद के कारण अंधेपन की शिकायतें सबसे ज्यादा हो रही हैं। सामान्य रूप से आंख के लेंस से होकर हमारी आंख के पिछले पर्दे यानी रेटिना पर प्रकाश पड़ता है। जब लेंस अपारदर्शी हो जाता है, तो रेटिना तक प्रकाश नहीं पहुंच पाता। इस दशा को मोतियाबिंद के नाम से जाना जाता है। ज्यों-ज्यों लेंस की पारदर्शिता कम होती जाती है, त्यों-त्यों नजर कमजोर होने लगती है। इसका उपचार आपरेशन से अपारदर्शी लेंस निकाल कर फिर चश्मे से या किसी अन्य तरीके से प्रकाश का रेटिना पर फोकस सेट करना होता है।

कारण : मोतियाबिंद उत्पन्न होने के प्रमुख कारणों में आंख में चोट लगना, उसकी सूजन, आंख के पर्दे का किसी कारणवश अलग हो जाना, खूनी बवासीर का रक्तस्राव एकाएक बंद होना, प्रोटीन, विटामिन ए, बी, सी की कमी, विषाक्त दवाओं के दुष्परिणाम, गठिया, मधुमेह गुर्दे का प्रदाह, धमनी रोग, अत्यधिक कुनैन का सेवन, लंबे समय तक तेज रोशनी या तेज गर्मी में कार्य करना, बुढ़ापा, आंख में जख्म बन जाना आदि होते हैं।

लक्षण : इस रोग के लक्षणों में प्रारंभ में मक्खी, मच्छर आदि उड़ते दिखाई देना, चंद्रमा देखने पर एक के कई दिखाई पड़ना, दूर की चीजें धूमिल नजर आना, धीरे-धीरे देखने की ताकत कम होना, एक या दोनों आंखों में कई महीनों या वर्षों तक कोई रोग होते रहना आदि देखने को मिलते हैं।

क्या खाए

✓ गेहूं के आटे की चोकर युक्त गर्म रोटी खाएं।
✓ पालक, पत्ता गोभी, लौकी, चौलाई, मेथी की सब्जी सेवन करें।
✓ गाजर का एक कप और पालक का दो कप रस मिलाकर 2-3 बार पिएं।

111

✓ गाय का दूध बिना चीनी के सुबह-शाम पिएं।

✓ आंवला, अंजीर, गूलर खाएं।

✓ आम, पपीता, कच्चा नारियल, घी, मक्खन का सेवन करें।

क्या न खाएं

✗ वनस्पति घी, तेल, खटाई न खाएं।

✗ तेज मिर्च-मसाला, मांस, मछली, अंडा सेवन न करें।

रोग निवारण में सहायक उपाय

क्या करें

✓ सूर्योदय के पूर्व शीर्षासन कर बाद में सूर्य नमस्कार करें।

✓ सुबह-शाम आंखों पर ताजे पानी के छींटे मारें।

✓ ललाट पर रोज चंदन लगाएं।

✓ पढ़ते समय रोशनी बाईं ओर से आने दें।

✓ हथेलियों से आंखों को कुछ मिनट सुबह-शाम ढकें।

✓ आंख के आपरेशन के 3-4 हफ्ते तक धूप का चश्मा लगाएं।

क्या न करें

✗ बहुत कम या बहुत तेज रोशनी में न पढ़ें।

✗ कब्ज की शिकायत बिल्कुल न रहने दें।

✗ अति मैथुन करने से बचें।

✗ अधिक ठंडे या अधिक गर्म मौसम में बाहर न निकलें।

✗ आंख के आपरेशन के तुरंत बाद पढ़ने, लिखने का कार्य न करें।

यक्ष्मा/क्षय रोग/टी.बी.
(Tuberculosis)

क्षय रोग किसी को भी हो सकता है। पहले टी.बी. लाइलाज बीमारी मानी जाती थी, लेकिन अब इलाज से यह पूरी तरह ठीक हो जाती है। क्षय रोग मुख्य रूप से फेफड़ों का होता है, लेकिन शरीर के अन्य अंगों में भी क्षय रोग हो सकता है।

कारण : इस रोग के उत्पन्न होने का मुख्य कारण मायक्रोबेक्ट्रीयम ट्यूबरक्लोसिस कीटाणु होते हैं। इसके अलावा शक्ति से अधिक परिश्रम करने, अंधेरे कमरे में रहने, खाने-पीने में बेहद बदपरहेजी, अत्यधिक मैथुन करने, ज्यादा चिंता करने से, अपुष्ट भोजन करने या फिर टी.बी. के रोगी के साथ आहार-विहार आदि कारणों से यह रोग फैलता है। जब क्षय का रोगी खांसता, छींकता, बातें करता, गाता या कफ थूकता है, तो क्षय के कीटाणु हवा में फैल जाते हैं। हवा में ये कीटाणु घंटों तैरते रहते हैं। जिस स्वस्थ व्यक्ति की प्रतिरक्षा प्रणाली (इम्यून सिस्टम) कमजोर होता है, उसकी सांस में ये कीटाणु चले जाएं, तो उसे भी क्षय रोग हो जाता है।

लक्षण : क्षय रोग के लक्षणों के रूप में हलकी हरारत होना, हलका-हलका बुखार बना रहना, खांसी आना, वजन कम होना, कमजोरी आना, छाती में दर्द, भूख न लगना, बलगम में खून आना, रात में अधिक पसीना आना, दिल की धड़कन बढ़ना, सांस लेने में तकलीफ, अजीर्ण, प्यास की अधिकता, जी मिचलाहट या वमन आदि देखने को मिलते हैं।

क्या खाएं

✓ हलका, सुपाच्य, अधिक पौष्टिक भोजन खाएं।
✓ मक्खन, मिश्री में घी मिलाकर सुबह-शाम सेवन करें।

113

✓ नये रोग में एक गिलास गर्म दूध सुबह-शाम पिएं।

✓ रोग पुराना होने पर पुराने चावल का भात, मूंग की दाल, सूजी की रोटी, अरारोट, बार्ली नियमित रूप से खाएं।

✓ फलों में अंगूर, मीठा संतरा, अनार, मीठा आम, केला, सेब, नीबू, नारियल सेवन करें।

✓ कमजोरी में शहद, मुनक्का, अखरोट, खजूर, गाजर खाएं।

✓ सब्जी में प्याज, लहसुन, फूल गोभी, लौकी, पालक खाएं।

क्या न खाएं

✗ भारी, गरिष्ठ, तले हुए, मिर्च-मसालेदार आहार न खाएं।

✗ चाय, कॉफी, शराब का सेवन न करें।

✗ मांस, मछली, अंडा न खाएं।

✗ बासी अन्न और साग-सब्जी का सेवन न करें।

✗ अचार, खटाई, तेल, घी का अधिक सेवन करने से बचें।

✗ तंबाकू, गुटखा से परहेज करें।

रोग निवारण में सहायक उपाय

क्या करें

✓ खांसते समय मुंह पर रूमाल रखें। इसे डिटोल मिले गर्म पानी में साफ करें।

✓ स्वच्छ हवादार, प्रकाश युक्त कमरे में पूर्ण आराम करें।

✓ जो दवाएं दी जा रही हों, उनका पूरा सेवन धैर्यपूर्वक करें।

✓ बलगम को राख युक्त अलग डब्बे में थूकें।

✓ परिवारीजन रोगी से मिलते समय मास्क लगाएं।

✓ मनोरंजन के लिए मनपसंद संगीत सुनें।

क्या न करें

✗ धूम्रपान न करें।

✗ स्त्री-प्रसंग से सख्त परहेज रखें।

✗ अपनी शक्ति से ज्यादा परिश्रम न करें।

✗ दूषित हवा युक्त, गीले स्थान और अंधेरी जगह में न रहें।

✗ औषधियों का सेवन बीच में न छोड़ दें। कोर्स पूरा लें।

रक्ताल्पता/एनीमिया
(Anaemia)

हमारे देश में स्त्री, पुरुष और बच्चे सभी रक्ताल्पता यानी खून की कमी (एनीमिया) के ज्यादा शिकार बनते हैं। जब शरीर के रक्त की लाल कोशिकाओं (सेल्स) में हीमोग्लोबिन नामक पदार्थ का स्तर सामान्य स्तर से नीचे हो जाता है, तो उस अवस्था को रक्ताल्पता के नाम से जाना जाता है। हीमोग्लोबिन का कार्य ऑक्सीजन को शरीर की प्रत्येक कोशिका तक पहुंचाना है। जब हीमोग्लोबिन की मात्रा कम हो जाती है, तो रक्त की आक्सीजन वहन करने की क्षमता कम हो जाती है। एक स्वस्थ वयस्क पुरुष और स्त्री में हीमोग्लोबिन की मात्रा क्रमशः 13.5 से 18.0 ग्राम तथा 11.5 से 16.5 ग्राम प्रति 100 मिलीलीटर होती है। इसकी कृत्रिम रचना के लिए आयरन (लोहा), फोलिक एसिड, विटामिन बी 12 एवं प्रोटीन की आवश्यकता होती है।

कारण : रक्ताल्पता उत्पन्न होने के प्रमुख कारणों में अस्थिमज्जा में लाल रक्त कोशिकाओं का कम बनना अथवा बिल्कुल न बनना, अत्यधिक रक्तस्राव, लौह तत्त्व की कमी, विटामिन बी-12 और फोलिक एसिड की कमी, आहार से पर्याप्त पोषक तत्त्वों का न मिलना, अल्प भोजन करना, पेट में कृमि, अधिक मासिक धर्म, मसूढ़े से खून बहना, डिलेवरी के बाद खून की कमी, खूनी पेचिस, बवासीर रोगों में अधिक खून निकलना आदि होते हैं।

लक्षण : इस रोग के लक्षणों में उत्साह की कमी, थोड़े से कार्य करने पर थकान, बदन दर्द, सांस फूलना, दिल की धड़कन बढ़ना, चक्कर आना, सिर दर्द, त्वचा सफेद व पीली पड़ना, पैरों में सूजन, भूख न लगना, अरुचि, नींद न आना, हाथ-पैरों में चुनचुनाहट, मिट्टी, माचिस की तीलियां खाने की इच्छा होना, भोजन निगलने में तकलीफ, मुंह में छाले होना आदि देखने को मिलते हैं।

115

क्या खाएं

- ✓ गेहूं, चना, मोठ, मूंग को अंकुरित कर नीबू मिलाकर सुबह नाश्ते में खाएं।
- ✓ मूंगफली के दाने गुड़ के साथ सुबह-शाम चबा-चबा कर खाएं।
- ✓ दूध के साथ अंजीर और खजूर का सेवन करें।
- ✓ सब्जी में पालक, सरसों, बथुआ, चौलाई, मटर, मेथी, शलगम के पत्ते, गोभी, हरा धनिया, पुदीना, टमाटर खाएं।
- ✓ फलों में पपीता, अंगूर, अमरूद, केला, सेब, चीकू, नीबू का सेवन करें।
- ✓ अनाज, दालें, मुनक्का, किशमिश, सूखे बेर, गाजर, पिंड खजूर खाएं।
- ✓ मांस, मछली, अंडे, मूली के पत्ते, संतरा, आंवला भी कभी-कभार खाएं।

क्या न खाएं

- ✗ भारी, गरिष्ठ, तले, मिर्च-मसालेदार भोज्य पदार्थ न खाएं।
- ✗ शराब, तंबाकू, गुटखे, नशीली चीजों का सेवन न करें।
- ✗ चाय, कॉफी, कोल्ड ड्रिंक्स कम पिएं।
- ✗ तीखे नमक वाली चीजें न खाएं।

रोग निवारण में सहायक उपाय

क्या करें

- ✓ रोज सुबह-शाम घूमने जाएं। हलके व्यायाम भी करें।
- ✓ कुछ देर नंगे बदन धूप में बैठें।
- ✓ नियमित रूप से सारे शरीर की मालिश करें।
- ✓ स्नान ठंडे पानी से करें। बाद में तौलिए से बदन रगड़ कर पोंछें।
- ✓ शक्ति के अनुसार ही कार्य, व्यायाम, परिश्रम करें।
- ✓ नींद भरपूर और निश्चिंत होकर लें।

क्या न करें

- ✗ रात्रि जागरण न करें।
- ✗ थका देने वाला कार्य न करें।
- ✗ मानसिक तनाव, चिंता न पालें।

रक्त प्रदर
(Dysmenorrhoea)

मासिक धर्म के समय स्त्रियों में योनि मार्ग से जो रजःस्राव होता है, उसमें जब रक्त का स्राव सामान्य से अधिक मात्रा में हो, तो उसे रक्त प्रदर के नाम से जाना जाता है। कभी-कभी यह स्राव मासिक धर्म के अलावा भी निकलता रहता है।

कारण : इस रोग के उत्पन्न होने के प्रमुख कारणों में गर्भाशय का अपने स्थान से हट जाना, उसका उलट जाना, उसका प्रदाह, गर्भपात, अत्यधिक मैथुन करने, घोड़ा, ऊंट, साइकिल, स्कूटर, मोटर साइकिल आदि की सवारी अधिक करना, काम, क्रोध, भय, चिंता, शोक, ईर्ष्या, द्वेष से उत्पन्न मानसिक संताप, ज्यादा परिश्रम करना, अधिक व्यायाम जैसे नृत्य, रस्सी कूदना, दौड़ना, मिथ्या आहार-विहार, खाए हुए भोजन के पचने से पहले पुनः भोजन करना, विरुद्ध भोजन, मांस, मछली, अंडे, शराब, बीड़ी, सिगरेट, तंबाकू का अधिक सेवन, बार-बार गर्भपात होना, जल्दी-जल्दी बच्चा पैदा करना, सेक्सी साहित्य पढ़ना, उत्तेजक फिल्में देखना, दिन में सोना और देर रात तक जागरण करना, संभोग से उत्पन्न बीमारियां यथा उपदंश, सूज़ाक, गर्भाशय में ट्यूमर, घाव, रक्ताधिक्य, यकृत और किडनी के रोग आदि होते हैं।

लक्षण : रक्त प्रदर के लक्षणों में उष्ण एवं तीव्र वेग से रक्तवर्ण, कालापन लिए मटमैला स्राव होना, स्राव कभी पतला, कभी गाढ़ा और कभी थक्केदार निकलता है, शरीर के अंगों का टूटना, हाथ-पैर के तलवों में दाह व जलन, कमर में दर्द होना, पेडू में दर्द, शरीर में दाह, भ्रम, अधिक प्यास लगना, शरीर में खून की कमी से एनीमिया, शारीरिक दुर्बलता, आंखों के आगे अंधेरा छा जाना, सिर में चक्कर महसूस होना, मूर्च्छा आना आदि देखने को मिलते हैं।

क्या खाएं

✓ सादा, सुपाच्य, पौष्टिक, संतुलित भोजन करें।
✓ चोकर सहित बनी रोटी, चावल, मूंग, मसूर की दाल, मूंग की खिचड़ी सेवन करें।
✓ सब्जी में परवल, पालक, तुरई, कद्दू, टिंडा, कुलफा खाएं।
✓ फलों में अंगूर, केला, नाशपाती का सेवन करें।
✓ एक पका केला खाकर ऊपर से एक गिलास ठंडा दूध एक़ चम्मच शुद्ध घी मिलाकर पिएं या एक गिलास ठंडे दूध में इच्छानुसार मिस्री और केले मसलकर सेवन करें।
✓ कच्चे या सिके चने अल्प मात्रा में सुबह-शाम खाएं।

क्या न खाएं

✗ भारी, गरिष्ठ, तली-भुनी, मिर्च-मसालेदार चीजें न खाएं।
✗ मांस, मछली, अंडा, लाल-मिर्च, गुड़ का सेवन न करें।
✗ गर्मा-गरम चाय, दूध, शराब, तंबाकू से परहेज करें।

रोग निवारण में सहायक उपाय

क्या करें

✓ अत्यधिक मानसिक व शारीरिक परिश्रम करने से बचें।
✓ कमर के नीचे तकिया लगाकर नितम्ब को ऊंचा रखकर आराम करें।
✓ सुबह-शाम घूमने जाएं।
✓ कब्ज की शिकायत रहे, तो एनिमा लगाएं।

क्या न करें

✗ अति मैथुन न करें।
✗ देर रात्रि तक जागरण न करें।
✗ घोड़ा, ऊंट, साइकिल, मोटरसाइकिल न चलाएं।
✗ मानसिक संताप उत्पन्न करने वाले विचार मन में न लाएं।
✗ नृत्य, रस्सी कूदना, दौड़ना जैसे व्यायाम न करें।

रूसी
(Dandruff)

बालों में रूसी (डेंड्रफ) होना आजकल एक आम समस्या हो गई है। यह स्वस्थ बालों की सबसे बड़ी शत्रु होती है। काले, लंबे और घने बाल होने के बावजूद रूसी से उनका आकर्षण खत्म हो जाता है। इस रोग में सिर खुजलाने, कंघी करने पर सफेद रंग के छोटे-छोटे कण बुरादे की तरह यहां-वहां फैले नजर आते हैं। यह एक छूत की (संक्रामक) बीमारी है, जो दूसरों की कंघी या सौंदर्य प्रसाधनों के इस्तेमाल से भी हो जाती है। जितनी जल्दी इसका संक्रमण होता है, उतनी ही रफ्तार से फैलती भी है। रूसी सूखी और तैलीय दो प्रकार की होती है। रूखे बालों में सूखी रूसी होती है, जिसमें सिर को खुजलाने से बालों पर नजर आने लगती है और नाखूनों में लग जाती है। बालों में बुरी तरह से चिपकी रहने वाली रूसी को तैलीय रूसी कहते हैं, जो पपड़ी बनकर सिर की त्वचा पर जमी रहती है।

कारण : रूसी होने के प्रमुख कारणों में सिर में रक्त संचार की गड़बड़ी, त्वचा की तेल ग्रंथियों का अधिक क्रियाशील होना, बालों में अधिक तेल लगाना, बालों की सफाई की ओर ध्यान न देना, सफाई के दौरान बालों में साबुन या शैम्पू के अंश रह जाना, रासायनिक हेयर डाई लगाना, असंतुलित भोजन खाना, रूसी वाले व्यक्ति के कंघे, हेयर ब्रश, तौलिए, तकिए का इस्तेमाल करना, रोजाना कंघी से बालों का व्यायाम न होना, घटिया रासायनिक तेल, साबुन, शैम्पू अधिक लगाना, बालों का संक्रमण, अधिक मानसिक तनाव आदि होते हैं।

लक्षण : इस रोग के प्रमुख लक्षणों में भूसी के समान सफेद रंग के छोटे-छोटे कण बालों में यहां-वहां फैले दिखाई पड़ना, बालों का टूटना और झड़ना, पपड़ी जमने से बालों की जड़ों में हवा न पहुंचना, जिससे कमजोर होकर बालों का टूटना, कंघी करने और खुजलाने पर भूसी झड़ना, खुजली चलना, बार-बार बेतहाशा

खुजलाने से पैदा हुई गर्मी की वजह से बालों का कमजोर होकर झड़ना आदि देखने को मिलते हैं।

क्या खाएं

✓ सादा, सुपाच्य, संतुलित, पौष्टिक आहार लें।
✓ ककड़ी, गाजर, आंवला का रस सुबह-शाम पिएं।
✓ चौलाई, ककड़ी, पत्तागोभी, गाजर, प्याज, मेथी, चुकंदर की सब्जी का सेवन करें।
✓ दूध, दही, घी, मीठे फल खाएं।
✓ चना, सोयाबीन, राजमा जैसी अधिक प्रोटीन युक्त चीजें खाएं।
✓ गेहूं के पौधों का रस एक कप की मात्रा में सुबह नियमित पिएं।

क्या न खाएं

✗ भारी, गरिष्ठ, तले-भुने, तेज मिर्च-मसालेदार, असंतुलित भोजन न खाएं।
✗ अधिक तैलीय भोजन से परहेज करें।
✗ अचार, अमचूर, खटाई न खाएं।

रोग निवारण में सहायक उपाय

क्या करें

✓ बालों की सफाई की ओर पूरा ध्यान दें।
✓ एक कप दही में आधा कप बेसन फेंट कर बालों में मल-मल कर लगाएं। 2 घंटे बाद सिर धो लें।
✓ आंवला, अरहर की दाल और रीठा बराबर मिलाकर सिर में मलें। 2 घंटे बाद धोकर साफ करें।
✓ नहाने के एक घंटा पूर्व रोजाना नीबू के रस की सिर में मालिश करें।
✓ नारियल का शुद्ध तेल बालों में नियमित रूप से लगाएं।

क्या न करें

✗ सुगंधित तेलों का प्रयोग बालों में न करें।
✗ अपना कंघा, हेयर ब्रश, तौलिया, तकिया दूसरे को इस्तेमाल करने को न दें।
✗ रूसी दूर करने में लापरवाही न बरतें।
✗ रासायनिक हेयर डाई, शैम्पू आदि का प्रयोग न करें।

लू लगना
(Heatstroke)

जिस प्रदेश में गर्मी ज्यादा ही पड़ती है, वहां 'लू' लगना एक आम समस्या होती है। ग्रीष्म ऋतु में तीखी धूप लगने और अत्यंत गर्म वायु के संपर्क में आने से जब किसी व्यक्ति को अनेक तकलीफें उत्पन्न हो जाएं, तो उसे लू लगना कहते हैं। इसमें व्यक्ति के शरीर का तापमान कंट्रोल सिस्टम जवाब दे देता है। उल्लेखनीय है कि ग्रीष्म ऋतु में शरीर से बार-बार और अधिक मात्रा में पसीना निकलते रहने के कारण पानी, लवणों और स्निग्धता की कमी हो जाती है। इससे रक्त संचार में बाधा पहुंचती है तथा शरीर के तापमान में एकाएक वृद्धि हो जाती है, जिससे अच्छा-खासा व्यक्ति लू की चपेट में आकर बीमार पड़ जाता है। दुर्बल, बूढ़े, शराबी, मधुमेह के रोगी तथा मोटे लोगों को लू ज्यादा लगती है।

कारण : लू लगने के प्रमुख कारणों में गर्मी के दिनों में नंगे पैर, खुले बदन घूमना, धूप में कठोर परिश्रम करना, सिर पर टोपी, पगड़ी, छाता लगाए बगैर घूमना, भट्टी पर काम करना, भूखे, प्यासे रहना, एकदम गर्मी से आकर ठंडा पानी पीना, धूप में से आकर वातानुकूलित कमरे में जाना और वातानुकूलित कमरे से धूप में जाना, ठंडे वातावरण से एकाएक गर्म वातावरण में जाना, कुएं पर खुले में स्नान करना, अधिक गर्मी में व्यायाम, मैथुन करना आदि होते हैं।

लक्षण : इस रोग के लक्षणों में प्यास लगना, मुंह सूखना, गले में चुभन, आंखों, हाथ-पैर के तलवों में जलन, शरीर का तापमान बढ़ना, पसीना न आना, तेज बुखार (106 से 108 डिग्री फा.) होना, नाड़ी की गति और श्वसन क्रिया तेज होकर सारे बदन में टूटन व दर्द महसूस होना, घबराहट, बेचैनी, आंखें अंदर धंस जाना, आंखों के चारों ओर कालापन, कमजोरी लगना, चेहरा लाल, पेशाब गर्म होना आदि देखने को मिलते हैं।

क्या खाएं

✓ हलका, सुपाच्य आहार जैसे चावल का मांड, पतली खिचड़ी, मसूर की दाल का सूप पिएं।

✓ कच्चा आम भून कर उसका गूदा पानी में मसलें। तैयार पने में गुड़, जीरा, नमक मिलाकर दिन भर में 3-4 बार पिएं।

✓ प्याज का रस निकाल कर कनपटियों, छाती, हाथ-पैर के तलवों पर मलें और पिएं। भोजन में प्याज खाएं और 3-4 बार सूंघें।

✓ कच्चे नारियल का पानी प्यास लगने पर बार-बार पिएं।

✓ नीबू की शिकंजी, दही, छाछ का पर्याप्त सेवन करें।

✓ आंवले का मुरब्बा, ककड़ी, खरबूजा, तरबूज, संतरा, फालसा, शहतूत, अनार का रस सेवन करें।

✓ शुद्ध शहद और ग्लूकोज पानी में मिलाकर बार-बार पिएं।

क्या न खाएं

✗ भारी, गरिष्ठ, तले, मिर्च-मसालेदार आहार न खाएं।

✗ भूख से ज्यादा और बासी आहार सेवन न करें।

✗ चाय, कॉफी, शराब, भांग, तंबाकू आदि उत्तेजक चीजों से परहेज करें।

✗ अचार, आम की अमचूर तथा अन्य अधिक खट्टे पदार्थ न खाएं।

रोग निवारण में सहायक उपाय

क्या करें

✓ दिन में अनेक बार एक-एक गिलास ठंडा पानी पिएं।

✓ खाली पेट बाहर न निकलकर भोजन करके ही निकलें।

✓ सिर को धूप से बचाने के लिए टोपी, पगड़ी, छाता लगाकर निकलें।

✓ रोगी को आराम से लिटाकर मस्तक पर ठंडे पानी की पट्टियां रखें।

✓ धूप में निकलते समय गॉगल, जूते या चप्पल, कैप का प्रयोग करें।

क्या न करें

✗ मल-मूत्रादि के वेगों को न रोकें।

✗ बीड़ी, सिगरेट, सिगार न पिएं।

✗ ठंडे से गर्म और गर्म से ठंडे वातावरण में न जाएं।

✗ धूप में कठोर परिश्रम न करें।

श्वेत प्रदर
(Leucorrhoea)

श्वेत प्रदर महिलाओं के स्वास्थ्य और सौंदर्य का शत्रु है। इस रोग से लगभग 80 प्रतिशत महिलाएं पीड़ित होती हैं। एक स्वस्थ नारी की योनि को शुष्क होने से और जीवाणुओं के प्रकोप से बचाने के लिए ग्रंथियों से कुछ-न-कुछ स्राव होता रहता है, जिसमें लैक्टिक एसिड भी होता है। जब यह स्राव योनिमार्ग से अधिक मात्रा में निकलने लगता है, तब उस अवस्था को 'श्वेत प्रदर' के नाम से जाना जाता है। यह स्राव अकसर सफेद, पीलापन लिए होता है। यह स्राव 11-12 वर्ष की उम्र से 50-52 वर्ष की उम्र तक जारी रह सकता है।

कारण : श्वेत प्रदर के प्रमुख कारणों में यौनांगों का स्वच्छ न रहना, योनि मार्ग की सूजन, अधिक मैथुन करना, गर्भाशय भ्रंश, गर्भाशय मुख या ग्रीवा की सूजन, योनि में फोड़े-फुंसी होना, अनियमित मासिक स्राव, अति परिश्रम करना, मूत्राशय की सूजन, पुरुष का सिफलिस, गोनोरिया से पीड़ित होना, विरुद्ध आहार-विहार करना, कामवेग का तीव्र संचार, अश्लील साहित्य पढ़ना, सेक्सी फिल्में देखना, यौन संतुष्टि न मिलने से अप्राकृतिक उपाय अपनाना, अंतःस्रावी ग्रंथियों के हार्मोन्स का असंतुलन, नमकीन, चटपटे, तेज मिर्च-मसालेदार खटाई युक्त तले-भुने पदार्थों का अधिक सेवन, उत्तेजक पदार्थों जैसे चाय, कॉफी, शराब का अति सेवन, धूम्रपान करना, कब्ज, रक्तहीनता, जिगर, गुर्दों के विकार, तनावग्रस्त या चिंतित रहना, थ्रेड वार्म का गुदा से योनि में प्रवेश कर जाना आदि होते हैं।

लक्षण : इस रोग के लक्षणों में रोगिणी के चेहरे की रौनक और सौंदर्य का खत्म हो जाना, आलस्य, चिड़चिड़ापन, बेचैनी, उदासी, कमजोरी, त्वचा पर झाईं, झुर्रियां, सिर दर्द, पेडू में भारीपन, कमर दर्द, पैरों के जोड़ों व जांघों में पीड़ा, हाथ-पैरों में जलन, सिर में जकड़न, आंखों के सामने अंधेरा छाना, सिर चकराना, कमर में दर्द रहना, भूख न लगना, अरुचि, योनि में जलन, खुजली की पीड़ा, स्राव से कपड़ों पर दाग लगना आदि देखने को मिलते हैं।

क्या खाएं

✓ नियमित समय पर हलका, सुपाच्य, पौष्टिक, संतुलित भोजन खाएं।

✓ गेहूं के आटे की चोकर सहित रोटी, चावल का मांड़, दलिया, छिलके वाली मूंग की दाल, सिंघाड़े के आटे का हलुआ, मसूर की दाल, गजक खाएं।

✓ पके केले की दूध में बनी खीर और कच्चे केले की सब्जी खाएं।

✓ फलों में आंवला, केला, नारंगी, सेब, नाशपाती टमाटर, फालसा सेवन करें।

✓ सब्जी में मूली, बथुआ, परवल, भिंडी, पालक, मेथी, गाजर, खाएं।

✓ शुद्ध घी, मखानों की खीर, दूध, खजूर का भी सेवन करें।

क्या न खाएं

✗ भारी, गरिष्ठ, तले, मिर्च-मसालेदार भोजन न खाएं।

✗ बेसन, चना, अंडा, अचार, खटाई, लाल मिर्च, मैदा सेवन न करें।

✗ अरहर की दाल, अरवी, करेला, बैगन, आलू प्याज न खाएं।

✗ कड़क चाय, शराब, कॉफी, तंबाकू का सेवन न करें।

रोग निवारण में सहायक उपाय

क्या करें

✓ योनि की सफाई नियमित रूप से करें।

✓ सुबह-शाम नियमित घूमने जाएं।

✓ हलका व्यायाम जैसे सूर्य नमस्कार रोजाना करें।

✓ पारिवारिक कलह, क्रोध, शोक, चिंता से दूर रहने का प्रयत्न करें।

✓ धार्मिक या सत् साहित्य पढ़ें।

✓ अनियमित मासिक स्राव आने, गर्भाशय या योनि के संक्रमण या सूजन की जांच और चिकित्सा स्त्री रोग विशेषज्ञ से करवाएं।

क्या न करें

✗ सुबह देर तक और दिन में न सोएं।

✗ अत्यधिक मैथुन में लिप्त न रहें।

✗ उत्तेजक घटिया साहित्य न पढ़ें। उत्तेजक फिल्में न देखें।

✗ अत्यधिक परिश्रम न करें।

✗ देर तक खड़े रहना, साइकिल चलाना, घुड़सवारी आदि न करें।

✗ टेरीलिन, नॉयलोन जैसे सिंथेटिक आंतरिक वस्त्र न पहनें।

शीतपित्त
(Urticaria)

शीतपित्त एक बहुत ही आम बीमारी है, जिससे हर एक व्यक्ति को कभी-न-कभी पाला पड़ता ही है । इसमें त्वचा से एक रसायन हिस्टामिन निकलने लगता है, जिसके कारण त्वचा पर एकाएक उभरने वाले लगभग गोलाकार गुलाबी, लाल रंग के चकत्ते हो जाते हैं । इनमें तेज खुजली, जलन और पीड़ा होती है । कभी-कभी त्वचा पर सूजन तक आ जाती है । यह रोग आमतौर पर वयस्कों को होता है और 2-4 दिन में ठीक भी हो जाता है ।

कारण : शीतपित्त उत्पन्न होने के प्रमुख कारणों में पेट में कीड़े होना, मच्छर, मधुमक्खी, खटमल, पिस्सू जैसे कीड़ों का काट लेना, किसी औषधि की प्रतिक्रिया स्वरूप, भावनात्मक कारणों, शरीर में पित्त की अधिकता, उत्तेजक और अधिक गर्म प्रकृति के आहार का निरंतर सेवन, रक्त की उष्णता, सड़ी, बासी चीज खा लेना, पाचन क्रिया की गड़बड़ी, कब्ज, अजीर्ण होने से, शरीर के गर्म होने पर बर्फ का ठंडा पानी पी लेना, खट्टी चीजें अधिक खाना, किसी आहार से एलर्जी, बेमेल भोजन, ठंड लगना आदि हाते हैं ।

लक्षण : इस रोग के लक्षणों में त्वचा पर लाल-लाल चकत्ते उभर आना, इनमें तीव्र खुजली, जलन और पीड़ा होना, चकत्ते का आकार-प्रकार विभिन्नता लिए सूजन युक्त होना, ज्वर, वमन व अतिसार होना, खुजलाने से चकत्तों का आकार बढ़ना, इनका आपस में परस्पर मिलना, इनका उभार स्पष्ट नजर आना, कभी-कभी इनमें पानी भी भरा होना आदि देखने को मिलते हैं ।

क्या खाएं

✓ हलका, सुपाच्य, सात्त्विक आहार करें ।
✓ मूंग की दाल और चोकर युक्त आटे से बनी रोटी सेवन करें ।

✓ हरी सब्जियां और मीठे फल खाएं।

✓ दूध, दही, घी, शहद, चना, प्याज का नियमित सेवन करें।

✓ काली मिर्च और घी मिलाकर खाएं।

✓ पानी में कागजी नीबू निचोड़कर सुबह-शाम पिएं।

क्या न खाएं

✗ मांस, मछली, अंडे जैसे आहार न खाएं।

✗ तेज मिर्च-मसालेदार, तली-भुनी, चटपटी, खटाई युक्त चीजें सेवन न करें।

✗ शराब, तंबाकू, गुटखे न खाएं।

✗ सड़ी, गली, बासी चीजें सेवन न करें।

✗ विरुद्ध आहार (बेमेल भोजन) न खाएं।

रोग निवारण में सहायक उपाय

क्या करें

✓ ठंडे पानी से स्नान करें।

✓ जिन्हें ठंडे पानी से कष्ट बढ़ता हो, वे गर्म गुनगुने पानी में नीम का काढ़ा और नीबू का रस मिलाकर स्नान करें।

✓ रोग उत्पन्न होने के मूल कारण को दूर करें, आराम हो जाएगा।

✓ कब्ज हो तो, उसको दूर करें। एनिमा लगाएं।

✓ शहद के साथ आधा चम्मच हलदी सेवन करें।

✓ नीम के तेल में फिटकरी का चूर्ण मिलाकर चकत्तों पर लगाएं।

क्या न करें

✗ धूम्रपान न करें।

✗ ठंडे से गर्म और गर्म से ठंडे वातावरण में एकाएक न जाएं।

✗ चकत्तों को नाखूनों से न खुजलाएं।

✗ खुली जगह में, ओस और सर्द हवा में न सोएं।

शीघ्रपतन
(Premature Ejaculation)

शीघ्रपतन पुरुषों की एक ऐसी समस्या है, जिससे पीड़ित पुरुष अपनी पत्नी से नजरें चुराने पर मजबूर हो जाता है। जब स्त्री के चरम सुख या काम तुष्टि पाने के पूर्व ही पुरुष का वीर्य स्खलन हो जाता है, तो उस अवस्था को शीघ्रपतन कहते हैं। ऐसे रोगी की पत्नी के मन और स्वास्थ्य पर बहुत बुरा प्रभाव पड़ता है, क्योंकि वह पूरे समय उत्तेजना की अवस्था में पड़ी रहती है। भविष्य में जब उसे बार-बार इस अवस्था से गुजरना पड़ता है, तो उसे हिस्टीरिया, स्नायु दुर्बलता आदि मानसिक बीमारियां हो जाती हैं। अंसतुष्टि की चिंता और दुःख के दुष्परिणाम स्वरूप उसे अन्य शारीरिक रोग भी जकड़ लेते हैं। पुरुषों में बार-बार शीघ्रपतन होने से उन्हें अनेक बार शर्मनाक स्थितियों से गुजरना पड़ता है और वे संभोग करने से बचने के अनेक बहाने ढूंढ़ने लगते हैं।

कारण : शीघ्रपतन उत्पन्न होने में 90 प्रतिशत कारण मानसिक होते हैं। मानसिक कारणों में सहवास में उतावलापन, स्त्री-पुरुष के बीच प्रेम भाव की कमी, मनचाही स्त्री की जगह घृणा योग्य कुरूप स्त्री से संभोग करना, अपनी पौरुष शक्ति पर विश्वास न होना, भय या हीन भावना से ग्रस्त होना, प्रथम संभोग यानी सुहागरात की घबराहट, अनुभवहीन होना, चिंता, शोक, दुख, मानसिक तनाव की स्थिति, अधिक दिनों के अंतराल पर या लंबे समय तक ब्रह्मचर्य का पालन करने के बाद का भय, स्त्री का ठंडी, डरी हुई होना और सहयोग न देना, पर स्त्री से संभोग करते समय पकड़े जाने का भय आदि कारण होते हैं। शारीरिक कारणों में शिश्न में चोट लगना, हस्तमैथुन की आदत, मल-मूत्र आदि के वेगों को रोककर संभोग करना, शारीरिक निर्बलता, खून की कमी, हार्मोन्स की गड़बड़ी, पुरुष हार्मोन टेस्टोस्टेरान की कमी, शिश्न मुंड का अतिसंवेदनशील होना, खट्टी, कसैली, चटपटी चीजें खाने के बाद संभोग करना, भोजन करने के तुरंत बाद

संभोग में जुटना, मदिरापान, भांग, अफीम जैसी नशीली चीजें अधिक सेवन करना, अधिक धूम्रपान करना, स्वप्नदोष की अधिकता, शिश्न के रोग, पौष्टिक भोजन न करना आदि कारण होते हैं।

लक्षण : इस रोग के लक्षणों में शिश्न का योनि में प्रवेश कराते ही वीर्य स्खलित हो जाता है। संभोग क्रिया करने का मौका ही नहीं मिलता। रोग बढ़ जाने पर शिश्न का योनि से संपर्क होते-होते ही स्खलन हो जाता है, फिर अवस्था यह आ जाती है कि स्त्री को आलिंगन में लेने मात्र से वीर्य स्खलन होने लगता है। अनेक बार तो स्त्री का स्मरण करने, छूने से शिश्न में मामूली तनाव आकर जरा से स्पर्श से ही वीर्य स्खलन हो जाता है। इन सब बातों से पुरुष में हीनभावना उत्पन्न होने लगती है और वह अतृप्ति से अरुचि, चिड़चिड़ापन, विरक्ति, उदासीनता, झुंझलाहट, शिथिलता, अवसाद जैसे विकारों का शिकार हो जाता है।

क्या खाएं

✓ हलका, सुपाच्य, पौष्टिक, संतुलित भोजन खाएं।
✓ गेहूं, जौ, उड़द, अरहर की दाल, दूध, मलाई, रबड़ी, घी, मावा नियमित सेवन करें।
✓ फलों में आम, सेब, अनार, बेर, जामुन, केला, नाशपाती खाएं।
✓ पौष्टिक चीजों में पिस्ता, बादाम, मुनक्का, छुहारा, नारियल का सेवन अधिक करें।
✓ शकरकंद, गुड़, माल पुआ, जिमीकंद, लहसुन, भिंडी, लौकी, चौलाई भी खाएं।
✓ सफेद प्याज का रस, शहद, अदरक और लहसुन सब बराबर मात्रा में मिलाकर सुबह-शाम सेवन करें।

क्या न खाएं

✗ भारी, गरिष्ठ, तली, तेज मिर्च-मसालेदार, खटाई युक्त चीजें न खाएं।
✗ अधिक चाय, कॉफी, शराब, तंबाकू, भांग, चरस, गांजा का सेवन न करें।
✗ बासी, डिब्बा बंद पुराने आहार न खाएं।
✗ नीबू व आम का अचार, इमली, अमचूर बिल्कुल न खाएं।

रोग निवारण में सहायक उपाय

क्या करें

✓ नियमित घूमने जाएं और कोई न कोई रुचिकर व्यायाम करें।

✓ रोजाना सारे शरीर की तेल मालिश करें।

✓ अपने शिश्नमुंड या अंगुली से स्त्री की भगनासा को धीरे-धीरे रगड़, मसल कर तृप्ति तक पहुंचाएं।

✓ संभोग करने के लिए स्वयं नीचे और स्त्री को ऊपर लिटाकर उसे ही प्रयत्न करने दें।

✓ निश्चिंत होकर संभोग करें और मन में सोचें कि आप इसमें पूर्ण सक्षम हैं।

✓ शीघ्रपतन को दीर्घपतन में बदलने के लिए प्रसन्न रहें, अपना आत्मविश्वास बढ़ाते रहें।

✓ पत्नी का पूर्ण सहयोग और प्यार पाने के उपाय करते रहें।

क्या न करें

✗ हस्तमैथुन, गुदा मैथुन, प्रौढ़ा से मैथुन और व्यभिचार न करें।

✗ बीड़ी, सिगरेट, सिगार आदि न पिएं।

✗ अधिक परिश्रम, चिंता, क्रोध, शोक न करें।

✗ अपने को कमजोर समझने का भय मन में न पालें।

✗ अश्लील साहित्य न पढ़ें।

✗ पत्नी अपने पति को ताने न मारे और न उसकी कमजोरी को सार्वजनिक होने दे।

स्मरण शक्ति की कमी
(Amnesia)

आज के मशीनी जीवन में स्मरण शक्ति का कमजोर होना एक व्यापक व गंभीर समस्या बनती जा रही है। औसत दृष्टि से अधिकांश लोगों की स्मरण शक्ति लगभग एक जैसी होती है, लेकिन कुछ मेधावी व्यक्तियों की याद रखने की शक्ति आश्चर्यजनक भी होती है। अतः कहा जा सकता है कि स्मरण शक्ति एक अर्जित गुण है, जिसका कम या तेज होना या कर लेना बहुत कुछ हमारे ऊपर निर्भर करता है। वैज्ञानिकों का मानना है कि स्मरण शक्ति का हमारी रुचि के साथ गहरा संबंध है।

कारण : स्मरण शक्ति की कमी होने के प्रमुख कारणों में रुचि का अभाव, कार्यों को समायोजित ढंग से क्रमानुसार न करना, कार्य की अधिकता, कार्य के प्रति ऊब और उपेक्षा का भाव रखना, किसी बात को याद रखने की पूर्ण इच्छा का न होना, विषय को पूरे मनोयोगपूर्वक समझने का प्रयत्न न करना, बराबर चिंतित रहना, नशीले पदार्थों का सेवन, शारीरिक या मानसिक बीमारी, उम्र बढ़ने के कारण मस्तिष्क के तंत्रिका हार्मोन का घटना, अधिक मैथुन करना, मस्तिष्क का अविकसित होना, मस्तिष्क की जन्मजात विकृति, सिर में चोट लगना, पोषण की कमी से एनीमिया, शारीरिक क्षमता से अधिक कार्य करना, क्रोध, भय, चिंता, अनिद्रा, अधिक रक्तस्राव, रजोनिवृत्ति आदि होते हैं।

लक्षण : इस रोग के लक्षणों में पढ़ी, देखी, सुनी बातों का याद न रहना, किसी जगह वस्तु रखकर भूल जाना, पढ़कर याद करने की इच्छा न होना, अरुचि, आलस्य, चिड़चिड़ापन, कमजोरी, निराशा का भाव, घबराहट आदि देखने को मिलते हैं।

क्या खाएं

- ✓ सुपाच्य, हलका, संतुलित, पौष्टिक आहार नियमित समय पर खाएं।
- ✓ पत्तीदार सब्जियां, सलाद, अंडे, लहसुन, मछली, दूध, दही, दाल, पत्ता गोभी, फूल गोभी, सौंफ, गुड़, आगरे का पेठा, तिल, पालक खाएं।

✓ फलों में जामुन, स्ट्राबेरीज, नारियल, लीची, आम, सेब, संतरा, टमाटर और गाजर खाएं।
✓ रात में भिगोई 6 बादाम सुबह निकालकर मिस्री के साथ पीस लें और बराबर की मात्रा में मक्खन के साथ रोजाना सुबह खाएं। ऊपर से एक कप दूध पिएं।
✓ सुबह-शाम के भोजन में आंवले का मुरब्बा खाएं। भोजन के बाद गुड़ और तिल्ली से बना एक लड्डू या गजक का टुकड़ा चबा-चबा कर खाएं।
✓ मक्खन, मिश्री और 5 काली मिर्च मिलाकर सुबह-शाम सेवन करें।
✓ गुलकन्द, अख़रोट, पिस्ता, गेहूं के पौधे का रस भी पिएं।

क्या न खाएं

✗ भारी, गरिष्ठ, तली, तेज मिर्च-मसालेदार चीजें न खाएं।
✗ कड़क चाय, कॉफी, शराब से परहेज करें।
✗ नशीले पदार्थ, तंबाकू, गुटखा, भांग, अफीम, गांजा आदि का सेवन न करें।
✗ मसूर और उड़द की दाल न खाएं।

रोग निवारण में सहायक उपाय

क्या करें

✓ रोजाना सुबह-शाम खुली हवा में घूमने जाएं।
✓ रुचिकर व्यायाम नियमित रूप से करें।
✓ याद रखनेवाली बातों को गहन रुचि लेकर, एकाग्रता और पूरे मनोयोग से याद करें।
✓ भरपूर निद्रा लें।
✓ याद करने वाले विषय को फार्मूले बनाकर, संक्षिप्त रूपरेखा तैयार करके क्रमानुसार याद करें और हर हफ्ते पुनरावृत्ति करते रहें।
✓ कार्य की एकरसता तोड़कर, मन और मस्तिष्क को प्रसन्न रखने के लिए बीच-बीच में मनोरंजन भी करते रहें।

क्या न करें

✗ एक बार में एक साथ बहुत-सी बातें याद न करें।
✗ चिंता, क्रोध, भय, मानसिक तनाव के संवेगों को हावी न होने दें।
✗ अपनी स्मरण शक्ति के विषय में हमेशा परेशान न रहें।

✗ मैथुन में अधिक लिप्त न रहें।

✗ दिन में अधिक समय तक न सोएं।

✗ देर रात तक जागकर अध्ययन न करें।

✗ अनुपयोगी, अनावश्यक, दूषित विचारों और तथ्यों को हमेशा याद न रखें। उन्हें समय-समय पर भूलते जाएं।

स्वप्नदोष
(Nightfall)

दमित कामोत्तेजना के कारण जब स्वप्न में किसी सुंदर नवयुवती के साथ रंगरेलियां मनाने, आलिंगनबद्ध होने अथवा उससे संभोग का सफल-असफल प्रयास करने के दौरान वीर्यपात हो जाता है, तो इसे स्वप्नदोष कहते हैं। युवावस्था में महीने में 5-6 बार स्वप्नदोष होना कोई रोग का लक्षण नहीं है, बल्कि ऐसा होना स्वाभाविक प्रक्रिया है। जब शुक्राशय, प्रोस्टेट और अन्य ग्रंथियों से निकलने वाला स्राव शरीर में आवश्यकता से अधिक जमा हो जाता है और स्त्री संभोग या हस्तमैथुन के द्वारा बाहर नहीं निकाला जाता, तो ऐसे में निद्रावस्था में कामुक दृश्य देखकर या वासनात्मक क्रीड़ाएं करके मस्तिष्क स्वयं वीर्य को शरीर से बाहर निकाल देता है। इससे किसी प्रकार की शारीरिक हानि नहीं होती, बल्कि मानसिक तनाव दूर होकर एक अजीब-सी स्फूर्ति व इंद्रियों में ताजगी आती है।

कारण : स्वप्नदोष होने के प्रमुख कारणों में निरंतर कामोत्तेजक विचारों का चिंतन-मनन करना, अश्लील साहित्य पढ़ना, नग्न फोटो एलबम देखना, रोमांटिक फिल्में देखना, भोग विलास की बातों में रस लेना, सुंदर लड़की और स्त्री को कामुक दृष्टि से देखकर मानसिक व्यभिचार करना, युवतियों से निकट संबंध स्थापित कर अश्लील वार्त्तालाप करना, हस्तमैथुन से काम-पिपासा शांत करना, अप्राकृतिक मैथुन में लिप्त रहना, गर्म उत्तेजक मिर्च-मसालेदार, चटपटी, खट्टी चीजें अधिक खाना, मांस, मछली, अंडे, शराब, तंबाकू, गुटखे खाना, व्यायाम न करना, कब्ज की शिकायत, धूम्रपान, पेट में कृमि होना, अधिक उम्र तक विवाह न करना आदि होते हैं।

लक्षण : इस रोग के लक्षणों में पीड़ित व्यक्ति के चेहरे की रौनक चली जाना, आंखें अंदर धंसना, आंखों के चारों ओर कालापन आना, नजर कमजोर होना, शरीर में सुस्ती, कमजोरी महसूस होना, स्मरण शक्ति का घटना, स्वभाव चिड़चिड़ा होना, जीवन के प्रति निराशा और निरुत्साह, सिर दर्द की शिकायत, थोड़े से परिश्रम

से थकना, हाथ-पैरों का ठंडा रहना, किसी से नजरें मिलाकर बात करने की हिम्मत न होना, मन में अपराध भावना का पनपना, एकांत प्रिय होना, शीघ्रपतन की समस्या, पेशाब करने पर लसदार स्राव निकलना आदि देखने को मिलते हैं।

क्या खाएं

✓ सादा, सुपाच्य, सात्त्विक, संतुलित एवं पौष्टिक भोजन खाएं। सोने से तीन घंटे पूर्व भोजन अवश्य कर लें।

✓ दो केले सुबह-शाम एक कप दूध के साथ रोजाना सेवन करें।

✓ मेवों में पिस्ता, बादाम, छुआरा, मुनक्का, काजू, अखरोट खाएं।

✓ अदरक और सफेद प्याज का रस एक-एक चम्मच मिलाकर एक चम्मच शहद के साथ सुबह-शाम नियमित सेवन करें।

✓ आंवले का मुरब्बा सुबह-शाम के भोजन के साथ रोज खाएं।

✓ मीठे फल, बेर, लहसुन, प्याज, शहद, रबड़ी, मलाई, मक्खन आदि खाएं।

क्या न खाएं

✗ भारी, गरिष्ठ, तले, मिर्च-मसालेदार, चटपटे भोजन सेवन न करें।

✗ अचार, नीबू, खटाई, अमचूर न खाएं।

✗ भोजन में ऊपर से अतिरिक्त नमक मिलाकर न खाएं।

✗ कड़क चाय, कॉफी, शराब, तंबाकू, गुटखे, भांग का सेवन न करें।

रोग निवारण में सहायक उपाय

क्या करें

✓ जल्दी सोने और जल्दी उठने की आदत बनाएं।

✓ रात में तांबे के बर्तन में रखा पानी सुबह खाली पेट पिएं।

✓ नियमित खुली हवा में घूमने जाएं। हलका व्यायाम और मालिश करें।

✓ शीतल जल से स्नान करें। कभी-कभी कटि या मेहन स्नान भी करें।

✓ स्नान करते समय शिश्नमुंड की गंदगी रोज साफ करें।

✓ सोते समय धार्मिक या मनोरंजक पुस्तकें पढ़ें।

✓ सोने से पूर्व पेशाब करें और सुबह नींद खुलते ही फिर पेशाब करें।

क्या न करें

✗ अश्लील, कामोत्तेजक साहित्य न पढ़ें।

✗ रोमांटिक फिल्में व टी.वी. के कामोत्तेजक कार्यक्रम न देखें।

✗ हस्तमैथुन, गुदा मैथुन, व्यभिचार से बचें।

✗ परनारी को कामुक दृष्टिकोण से न देखें।

✗ कब्ज की शिकायत पैदा न होने दें।

सर्दी-जुकाम
(Cold/Coryza)

सर्दी-जुकाम सब ऋतुओं में होता है, लेकिन शीत ऋतु में सबसे अधिक फैलता है। यह एक संक्रामक रोग है, जो राइनो वायरस विषाणु से फैलता है। कमजोर शरीर वालों और बच्चों को यह रोग अधिक शीघ्रता से होता है, क्योंकि उनकी सुरक्षात्मक शक्ति (इम्यून पॉवर) कमजोर होती है। यों तो यह बीमारी 4-5 दिन में ठीक हो जाती है, लेकिन यदि बिगड़ जाए, तो ब्रोंकाइटिस, ब्राकोन्यूमोनिया, प्लूरिसी, टी.बी., गठिया का बुखार, बहरापन जैसे रोगों को जन्म दे सकती है।

कारण : सर्दी-जुकाम उत्पन्न होने के प्रमुख कारणों में राइनो वायरस विषाणु का संक्रमण, शरीर में विजातीय द्रव्यों का इकट्ठा होना, वर्षा के जल में भीगना, ठंडी हवा लगना, गर्म स्थान से एकाएक अधिक ठंडे स्थान में जाना, एकाएक पसीना बंद होना, भोजन ठीक तरह से न चबाना, एक साथ कई चीजें खाना, आवश्यकता से अधिक प्रोटीन, शर्करा, चिकनाई सेवन करना, कब्ज की शिकायत, मांस अधिक खाना, चिंता, उत्तेजना, क्रोध, थकान की अवस्था में भोजन करना, शीतल पदार्थों का सेवन, रात्रि जागरण, जुकाम पीड़ित रोगी के संपर्क में आना आदि होते हैं।

लक्षण : रोग के प्रमुख लक्षणों में छींकें आना, नाक में जलन व खुजली, नाक बहना, पहले पानी सा पतला द्रव निकलना, फिर धीरे-धीरे गाढ़े कफ-सा द्रव निकलना, नाक बंद होना, सांस लेने में तकलीफ, किसी काम में मन न लगना, सिर दर्द, बदन टूटना, गले में खराश, गंध का अनुभव न होना, हलका बुखार आना, मुंह का स्वाद बिगड़ना, आंखें सूजना, आंखों से पानी बहना, खांसी आदि देखने को मिलते हैं।

क्या खाएं

✓ गेहूं, बाजरा, मक्का, ज्वार की रोटी और छिलके वाली मूंग की दाल, मोठ, मसूर की दाल खाएं।

✓ मूली, ककड़ी, चुकंदर, पालक, टमाटर, शलगम, गोभी, लौकी, गाजर सेवन करें।

✓ फलों में अमरूद, केला, सेब, चीकू, पपीता, आम, अंजीर, शहतूत, अनार, खीरा, नारंगी, संतरा, आंवला, नीबू खाएं।
✓ एक गिलास गुनगुने पानी में 2-3 चम्मच शहद मिलाकर सुबह-शाम पिएं।
✓ मुनक्का, घी, मावा, रबड़ी, गाजर का हलवा, गुड़ के मिष्ठान खाएं।
✓ एक गिलास गुनगुने पानी में एक नीबू और चुटकी भर नमक मिलाकर पिएं।
✓ जड़ी-बूटियों से निर्मित आयुर्वेदिक चाय गरम-गरम पिएं।

क्या न खाएं

✗ भारी, गरिष्ठ, तली, मिर्च-मसालेदार, चटपटी चीजें न खाएं।
✗ दही, मट्ठा, खटाई बिल्कुल सेवन न करें।
✗ चावल, अरहर की दाल, दूध, वनस्पति घी, तेल आदि चिकनाई न खाएं।
✗ ठंडी तासीर की चीजें, बर्फ, आइसक्रीम, फ्रिज का पानी, कोल्ड ड्रिंक्स न पिएं।
✗ एक साथ अनेक चीजें मिलाकर न खाएं।

रोग निवारण में सहायक उपाय

क्या करें

✓ अधिक-से-अधिक विश्राम करें।
✓ रूमाल में नीलगिरी का तेल डालकर सूंघें।
✓ गरम वातावरण में रहें। धूप में या अंगीठी/हीटर के पास बैठें।
✓ कब्ज की शिकायत दूर करें। गुनगुने पानी का एनिमा लें।
✓ जायफल को पानी में घिसकर शहद के साथ 2-3 बार सेवन करें।
✓ गर्म पानी की भाप सूंघें।
✓ गर्म पानी में नमक मिलाकर गरारे करें।
✓ संभव हो सके, तो उपवास करें।

क्या न करें

✗ ठंडे पानी से स्नान न करें।
✗ सीलनदार, ठंडे, अंधेरे कमरे में न रहें।
✗ आंसू, छींक, डकार, मल-मूत्र के वेगों को न रोकें।
✗ कूलर युक्त, वातानुकूलित ठंडे कमरे में न जाएं।
✗ स्त्री सहवास न करें।
✗ दिन में न सोएं।

सफेद दाग
(Leucoderma)

इस रोग में त्वचा का प्राकृतिक रंग बदल जाता है और वहां सफेदी आ जाती है। सफेदी के कारण इसे शिवत्र भी कहते हैं। शरीर के किसी भी हिस्से पर त्वचा का रंग परिवर्तित होकर धीरे-धीरे यह रोग फैलता जाता है और एक समय ऐसा आता है, जब लगभग सारा शरीर ही सफेद हो जाता है। यह रोग संक्रामक नहीं होता और न ही इसके होने पर पीड़ा होती है। उल्लेखनीय है कि त्वचा के बाह्य स्तर में मेलेनिन नामक रंजक द्रव्य रहता है, जो त्वचा को प्राकृतिक रंग प्रदान करता है।

कारण : सफेद दाग होने के प्रमुख कारणों में त्वचा में मेलानोसाइट्स सेल्स द्वारा उत्पादित मेलेनिन की कमी, पेट में बारीक कीड़ों की उपस्थिति और खाने में तांबा तत्त्व की कमी से दागों का बढ़ना, पैतृक या वंशानुगत होना, रजस्वला, वृद्धा या अप्रिय नारी से मैथुन करना, विरुद्ध (बेमेल) भोजन करना, अधिक भोजन करने के बाद व्यायाम करना, अधपके भोजन, मांस का खाना, पहले का भोजन पचे बिना दूसरा भोजन करना, गरिष्ठ पदार्थों का सेवन, पुराना कब्ज, मन, कर्म व वचन से पाप कर्म करना, यकृत का कमजोर होना, पीलिया, कमर पर कस कर नाड़ा बांधना आदि कारण होते हैं।

लक्षण : इस रोग के लक्षणों में शुरू में हाथों, कोहनी, चेहरे, टखने, पैर, कमर आदि स्थानों पर सफेद दाग होकर धीरे-धीरे सारे शरीर में फैलते हैं तथा दागों में कोई पीड़ा नहीं होती।

क्या खाएं

✓ नमक रहित गेहूं, बाजरा, ज्वार, जौ की रोटी, जौ का दलिया, पुराना चावल, मूंग, मसूर की दाल भोजन में खाएं।

138

✓ सब्जी में पालक, मेथी, बथुआ, परवल, तुरई, टिंडा, सहिजन, अदरक, लहसुन खाएं।

✓ फलों में पपीता, अनार, चीकू, आंवला, मौसमी, खजूर, अखरोट खाएं।

✓ सुबह-शाम के भोजन के बाद छाछ या गाजर का रस पिएं।

✓ चने की दाल, चने की रोटी बिना नमक के कुछ महीने नियमित खाएं।

क्या न खाएं

✗ नया अनाज, भारी, गरिष्ठ, तला हुआ, नमकीन मिर्च-मसालेदार भोजन न खाएं।

✗ अचार, सिरका, दही, अमचूर, इमली, नीबू का सेवन न करें।

✗ मांसाहार, शराब, तंबाकू से परहेज करें।

✗ आलू, उड़द, गन्ना, प्याज, मक्खन, दूध, जामुन, मिठाई, केला न खाएं।

✗ दूध और मछली या दूध और मांस एक साथ सेवन न करें।

✗ तिल, गुड़ और दूध भी एक साथ सेवन न करें।

रोग निवारण में सहायक उपाय

क्या करें

✓ खाली समय में धूप में बैठें।

✓ सोने के 2-3 घंटे पहले ही भोजन कर लें।

✓ कब्ज की शिकायत हो, तो दूर करें।

✓ लहसुन के रस में हरड़ पीसकर दागों पर रोजाना लगाएं।

✓ बेशरम/बेहया/विलायती आकड़ा का दूध होंठ और आंखों के आसपास छोड़कर शरीर के अन्य हिस्सों के दागों पर सुबह-शाम कुछ महीने नियमित लगाएं।

क्या न करें

✗ व्यायाम न करें।

✗ आग तापने या धूप में दिन भर घूमने से पूरी तरह बचें।

✗ खाने-पीने की सफेद चीजों से परहेज करें।

✗ मल, मूत्र, वमन, शुक्र व अन्य वेगों को न रोकें।

✗ रात्रि में जागरण न करें।

✗ दिन में न सोएं।

सिर दर्द
(Headache)

दुनिया भर में शायद ही कोई ऐसा व्यक्ति मिले जिसे कभी सिर दर्द न हुआ हो। इसमें कोई संदेह नहीं कि आजकल की अत्यधिक व्यस्त दिनचर्या, तनाव युक्त जीवन की भागदौड़ और गलत आहार-विहार के कारण आए दिन सिर दर्द होना आम बात हो गई है। वास्तव में देखा जाए, तो सिर दर्द कोई स्वतंत्र रोग न होकर किसी बीमारी का लक्षण मात्र होता है।

कारण : सिर दर्द होने के मुख्य कारण शारीरिक और मानसिक होते हैं, जिनमें उच्च रक्तचाप, नेत्र ज्योति का कमजोर होना, अपच, कब्ज, लू लगना, अनियमित मासिक धर्म, साइनस, आंत के कृमि, ज्वर, रजोनिवृत्ति, निरंतर चिंता और मानसिक तनाव, देर रात तक जागना, अनिद्रा, शोक करना, तेज धूप में घूमना, अत्यधिक मात्रा में दिमागी अथवा शारीरिक कार्य करना, ईर्ष्या, हीनभावना, गर्भाशय विकार, मस्तिष्क में रक्त संचय, स्नायविक गड़बड़ी, बहुत ज्यादा शुक्रक्षय, कमजोरी, शराब, तंबाकू, नशीली चीजें खाना, ऊब, एकरसता आदि प्रमुख कारण हैं।

लक्षण : इस रोग के प्रमुख लक्षणों में पूरे सिर में दर्द होना, सिर में भारीपन लगना, दर्द बना रहना, कनपटी में दर्द, सेंक करने, बांधने और दबाने पर सिर दर्द में कमी मालूम पड़ना, सिर नीचा करने पर दर्द बढ़ना, सोने पर दर्द में आराम मिलना आदि देखने को मिलते हैं।

क्या खाएं

✓ सुपाच्य, हलका भोजन नियमित समय पर खाएं।

✓ चावल, छिलकायुक्त मूंग की दाल, दूध, पुराना घी, हलुआ, रबड़ी, मक्खन, मलाई, छाछ आदि का सेवन करें।

✓ फलों में आंवला, अनार, आम, कच्चा नारियल, अंगूर एवं सेब खाएं।

✓ सब्जी में करेला, बथुआ, नीबू, टमाटर, अदरक, लहसुन, परवल सेवन करें।

क्या न खाएं

✗ बासी, भारी, गरिष्ठ, मिर्च-मसालेदार भोजन न खाएं।
✗ अत्यधिक गर्म अथवा अत्यधिक ठंडे पदार्थ सेवन न करें।
✗ विरुद्ध (बेमेल) भोजन न करें।
✗ रात्रि में दही का सेवन न करें।
✗ कड़क चाय, कॉफी, शराब, तंबाकू, अति नमकीन चीजें न खाएं।
✗ अचार, अमचूर की खटाई, इमली से परहेज करें।

रोग निवारण में सहायक उपाय

क्या करें

✓ सुबह-शाम खुली हवा में घूमने जाएं।
✓ हलका व्यायाम जैसे योगासन और प्राणायाम करें।
✓ षड्बिंदु तेल या यूकेलिप्टस आइल सूंघें।
✓ खसखस के बीज या दालचीनी या राई को पानी में पीसकर बने लेप को माथे व कनपटियों पर लगाएं।

क्या न करें

✗ सिर पर मालिश न करें।
✗ मल, मूत्रादि के वेग को न रोकें।
✗ बीड़ी, सिगरेट, सिगार से परहेज करें।
✗ रात्रि में देर तक जागरण न करें।
✗ अनियमित आहार-विहार न करें।
✗ स्त्री-प्रसंग अधिक न करें।

सूर्यावर्त्त/आधासीसी/माइग्रेन
(Hemicrania)

यह रोग स्त्रियों को अधिक होता है। इसमें सिर के दाहिने या बाएं आधे भाग में बेचैन कर देने वाला दर्द होता है, इसीलिए इसे आधासीसी कहते हैं। सूर्य के बढ़ने के साथ-साथ दर्द बढ़ने के कारण इसे सूर्यावर्त्त भी कहते हैं। दर्द दोपहर में तीव्रता के साथ और सूर्य ढलने के साथ-साथ कम होता चला जाता है।

कारण : सूर्यावर्त्त/आधासीसी का दर्द उत्पन्न होने के प्रमुख कारणों में मस्तिष्क की रक्तवाहिनियों में खिंचाव, कसाव व उनका अधिक फूलना, मस्तिष्क अर्बुद, मस्तिष्क आवरण शोथ, एड्रीनल हार्मोन का स्राव कम होना, रक्त में सेरोटिनिन नामक रसायन के स्तर में असामान्यता, महिलाओं में मासिक धर्म के पूर्व व बाद में होने वाले हार्मोन के परिवर्तन, अत्यंत भावुक, संवेदनशील प्रवृत्ति होना, शारीरिक और मानसिक तनाव, थकावट, तेज धूप या तीव्र प्रकाश में अधिक देर रहना, समय पर भोजन न करना, चाय, कॉफी, शराब, गर्म चटपटी मिर्च-मसालेदार चीजें अधिक खाना, हीनभावना से पीड़ित रहना, अधिक क्रोध, चिंता करना, नींद कम लेना, मौसम में बदलाव, अधिक मैथुन करना, ज्यादा धूम्रपान, अपच की शिकायत एवं वंशानुगत कारण आदि होते हैं।

लक्षण : इस रोग में सिर के आधे भाग दाहिने या बाएं भाग में सुबह से दर्द होना, चक्कर आना, आंखों के आगे अंधेरा छाना, कनपटी में चुभने वाला दर्द शुरू होकर धीरे-धीरे बढ़ते जाना, भोजन में अरुचि, शोरगुल, प्रकाश, रोशनी, हिलने-डुलने में दर्द और भी अधिक बढ़ना, जी मिचलाहट, उलटी होने के बाद या नींद आने से दर्द में आराम मिलना आदि लक्षण देखने को मिलते हैं।

क्या खाएं

✓ हलका, सुपाच्य, पौष्टिक आहार खाएं।
✓ दही, चावल और मिश्री मिलाकर सुबह-शाम के भोजन में सेवन करें।

142

- ✓ सूर्योदय के पूर्व गर्म दूध के साथ शुद्ध घी की जलेबी या रबड़ी खाएं।
- ✓ नाश्ते में गुलाब-जामुन, मिठाई सेवन करें।
- ✓ नीबू का रस, चीनी और शहद मिलाकर बनी शिकंजी भोजन के बाद पिएं।
- ✓ भोजन के पूर्व सुबह-शाम एक कप की मात्रा में अंगूर का रस पिएं।

क्या न खाएं

- ✗ भारी, गरिष्ठ, मिर्च-मसालेदार चीजें न खाएं।
- ✗ तेल या घी में तली, अधिक तीखी, नमकीन, खटाई युक्त चीजें भी न खाएं।
- ✗ मांसाहार सेवन न करें।
- ✗ शराब, कड़क चाय, कॉफी का अधिक सेवन न करें

रोग निवारण में सहायक उपाय

क्या करें

- ✓ सूर्योदय से काफी पहले उठकर पानी पिएं, शौच जाएं और स्नान करें।
- ✓ नियमित हलका व्यायाम और शरीर की मालिश करें।
- ✓ दौरा पड़ने पर शांत, अंधेरे कमरे में, सिर पर कपड़ा बांध कर आराम करें।
- ✓ इच्छानुसार एक कप चाय या कॉफी पिएं।
- ✓ सिर की मालिश करें।
- ✓ हींग को पानी में गाढ़ा घोलकर या शुद्ध घी को बार-बार सूंघें।
- ✓ अपनी हीनभावनाएं, मानसिक तनाव, चिंता को दूर करें।
- ✓ घी और कपूर मिलाकर नाक के नथुनों में 2-3 बूंदें टपकाएं।
- ✓ निश्चिंत होकर गहरी नींद लें।

क्या न करें

- ✗ अधिक शारीरिक एवं मानसिक परिश्रम और व्यायाम न करें।
- ✗ अजीर्ण/कब्ज की शिकायत न होने दें।
- ✗ आंखों पर अधिक जोर पड़े, ऐसे कार्य न करें।
- ✗ मल, मूत्र, आंसू व छींक के वेगों को न रोकें।
- ✗ अधिक स्त्री-प्रसंग में लीन न रहें।
- ✗ रात्रि में जागरण न करें।
- ✗ दिन में सोने से परहेज करें।

हकलाना/तुतलाना
(Stammering)

सामान्यतः डेढ़ से दो साल की उम्र से बच्चा अपने आसपास की चीजों को देखकर तथा दूसरों की आपस में की गई बातचीत को सुनकर बोलने की कोशिश करता है। जब वह बोलना शुरू करता है, तो उसकी बोली बाल सुलभ मिठास लिए कुछ अटपटी और तोतली-सी होती है, लेकिन उम्र और अभ्यास बढ़ने के साथ-साथ जुबान साफ हो जाती है। जब उम्र 5-6 वर्ष तक होने के बाद भी उच्चारण साफ न होकर, हकलाहट का दोष बना रहे, तो वह रोग की श्रेणी में माना जाता है। उल्लेखनीय है कि बोलने में हमारे शरीर की 100 से भी अधिक पेशियां काम करती हैं। इन सभी के आपसी तालमेल बैठने पर ही स्पष्ट उच्चारण निकलता है। जरा-से मानसिक दबाव से ध्वनि का उच्चारण बिगड़ जाता है। यही कारण है कि हकलाने वाले बच्चे अकसर भयपूर्ण स्थितियों में अधिक हकलाते हैं।

कारण : हकलाने के लिए जिम्मेदार प्रमुख कारणों में समय से पहले बच्चे का जन्म, जन्म के बाद पहले वर्ष में बच्चे का गंभीर बीमारियों से पीड़ित रहना, जीभ का ठीक से काम न करना, मांसपेशियों की जन्मजात विकृतियां, कम सुनना या बिल्कुल न सुनना, अपरिचित लोगों का डर, हीनता का बोध, माता-पिता का बच्चे के प्रति क्रूर व्यवहार, माता-पिता से दंडित होने का भय, अध्यापक की मार का भय, डर से पेशियों की जकड़न, मस्तिष्क से जुबान तक आने वाले चेतना तंतुओं में किसी विकृति के कारण पेशियों का ठीक प्रकार कार्य न करना, अपने भाई-बहिनों के प्रति बच्चे में ईर्ष्या का भाव रहना, मानसिक दबाव में आकर पेशियों का खिंच जाना, गंभीर मानसिक धक्का, सदमा, मस्तिष्क में रसौली या बीमारी का होना, बचपन में श्वास क्रिया की कमजोरी, किसी हकलाने वाले बच्चे या बड़े की नकल करना, टाइफाइड जैसी लंबी बीमारी के बाद श्वास क्रिया छोटी

144

रहना, जिससे बोलने की स्पीड बढ़ना, स्पीड बढ़ने से बोलने में अटकना आदि होते हैं।

कुछ माता-पिता की आदत होती है कि वे कुछ शब्दों का सही-सही उच्चारण नहीं करते, जिससे उनके बच्चे भी वैसा ही अनुकरण करने लगते हैं और फिर जीवन भर शब्दों का गलत उच्चारण करते रहते हैं। माता-पिता का कर्तव्य है कि वे बच्चों को बार-बार शब्दों का सही उच्चारण सिखाएं और स्वयं भी शब्दों का सही-सही उच्चारण करें।

लक्षण : हकलाने वाले बच्चे संकोच के कारण प्रायः चुप अधिक रहते हैं। दूसरों के हंसी उड़ाने के कारण भयातुर तथा चिड़चिड़े भी होते जाते हैं। ईर्ष्या, क्रोध आदि इन बच्चों में अधिक होता है, इस कारण ये जिद्दी भी हो जाते हैं। इन मनोविकारों को इनके चेहरे पर देखा जा सकता है।

क्या खाएं

✓ सुपाच्य, हलका आहार करें।
✓ खाने में गेहूं की रोटी, मूंग, मसूर, अरहर की दाल, पुराने साठी चावल का भात खाएं।
✓ हरी सब्जियों में पालक, लौकी, शलगम आदि सेवन करें।
✓ फलों में अंगूर, अनार, सेव, पपीता, आंवला खाएं।
✓ एक चम्मच पिसा हुआ आंवला घी में मिलाकर चाटें।
✓ रात्रि में 10-12 बादाम पानी में भिगोकर सुबह पीस लें। लगभग 25 ग्राम मक्खन में मिलाकर सुबह नाश्ते के बाद कुछ माह तक नियमित खाएं।
✓ दिन में 2-3 बार दालचीनी चबाकर चूसते रहें।
✓ सोते समय कुछ छुहारे दूध में उबालकर खाएं, फिर ऊपर से दूध पी लें और सो जाएं।

क्या न खाएं

✗ अन्नों में चना, उड़द की दाल न खाएं।
✗ आलू, कटहल की सब्जी का सेवन न करें।
✗ सिरका, कड़क चाय, कॉफी, शराब से परहेज करें।
✗ मांस, मछली, अंडे, खटाई, अचार न खाएं।

रोग निवारण में सहायक उपाय

क्या करें

✓ बच्चे में माता-पिता और अध्यापक का भय हो, तो उसे दूर करें।

✓ बच्चे को धीरे-धीरे धैर्यपूर्वक बोलना सिखाएं। उसका आत्मविश्वास बढ़ाएं। प्रोत्साहन दें।

✓ बच्चे के लिए शांत, तनाव रहित वातावरण बनाएं।

✓ बच्चे की हीन भावना को दूर करें।

✓ जिन शब्दों के उच्चारण में हकलाहट पैदा होती हो, उनके सही उच्चारण का अभ्यास एकांत में करें।

क्या न करें

✗ बच्चे की नकल उतार कर उसका भजाक न उड़ाएं और न ही उसे अपने मनोरंजन का साधन बनाएं।

✗ खुद तुतलाकर या हकलाकर न बोलें और न बच्चे की नकल उतारें।

✗ जब बच्चा बोल रहा हो, तो बीच में बार-बार टोक कर बात दोहराने का निर्देश न दें।

✗ बच्चे पर दबाव डाल कर जल्दी-जल्दी बोलने को न कहें।

हृदय के रोग
(Heart Diseases)

हृदय रोग गत सौ वर्ष पूर्व घातक रोगों की सूची में छठे क्रम पर था, लेकिन अब यह क्रम एक पर आ गया है। इसकी वजह यह है कि आजकल की मशीनी रफ्तार वाली जिंदगी में बढ़ रहे मानसिक तनाव, दूषित वातावरण तथा चकाचौंध भरे कृत्रिम जीवन में गलत रहन-सहन, बेमेल खान-पान और बुरे व्यसनों के कारण हृदय के रोगों ने बहुत भयानक रूप धारण कर लिया है।

हृदय रोगों के प्रकार : एलोपैथिक चिकित्सा विज्ञान के मतानुसार हृदय रोग मुख्य रूप से 20 प्रकार के माने गए हैं, जिनका संक्षिप्त विवरण निम्नानुसार है—

1. **कान्जेनिटल हार्ट डिज़ीज़** (Congenital Heart Disease) जन्मजात हृदय रोग।

2. **प्रिमेच्योर बीट्स** (Premature Beats) अपरिपक्व धड़कनें।

3. **ब्रेडीकार्डिया** (Bradycardia) दिल का सामान्य गति से कम धड़कना।

4. **टेकीकार्डिया** (Tachycardia) धड़कन असामान्य गति से बढ़ना।

5. **एन्जाइना पेक्टोरिस** (Angina Pectoris) हृदय की मांसपेशियों में रक्त संचार की कमी से हृदय में तीव्र पीड़ा, जो बाएं कंधे या पूरे हाथ तक फैले।

6. **हार्ट ब्लाक** (Heart Block) हृदय में अवरोध।

7. **कोरोनरी थ्राम्बोसिस** (Coronary Thrombosis) हृदय की एक या अधिक धमनियों में रुकावट होना।

8. **कार्डियक डायलेटेशन** (Cardiac Dilatation) हृदय गुहा के आकार में वृद्धि।

9. **आर्टिकुलर फिब्रिलेशन** (Articular Fibrillation) हृदय की पेशियों का सिकुड़ना।

10. **पेरीकार्डाइटिस** (Pericarditis) हृदय के आवरण में शोथ होना।

147

11. **कार्डियक हायपरट्राफी** (Cardiac Hypertrophy) हृदय के आकार का असामान्य होना।
12. **पेरीकार्डियल इन्फ्यूजन** (Pericardial Infusion) हृदय के आसपास तरल पदार्थ इकट्ठा होना।
13. **मायोकार्डियल डिजनरेशन** (Myocardial Degeneration) हृदय प्राचीर के अंदर की परत का क्षय।
14. **एक्यूट कार्डाइटिस** (Acute Carditis) हृदय के आसपास तीव्रता से शोथ।
15. **एढेरेंट पेरिकार्डियम** (Adherent Pericardium) पेरिकार्डियम का चिपकना।
16. **एक्ज्हाशन ऑफ दी हार्ट मसल्स** (Exhaustion of the Heart Mussels) हृदय की पेशियों का थकना।
17. **साइनस एरीथेमा** (Sinus Erythema) अस्थि गुहा लालिमायुक्त त्वचा।
18. **हार्ट फेल्योर** (Heart Failure) हृदय की धड़कन का बंद होना।
19. **आर्टिकुलर फ्लटर** (Articular Flutter) हृदय के कार्य की गति अति तीव्र होना।
20. **मायोकार्डियल इन्फ्रक्शन** (Myocardial Infraction), **हार्ट अटैक** (Heart Attack) दिल का दौरा।

कारण : हृदय के रोगों के होने में निम्नलिखित प्रमुख कारण होते हैं :

1. **मानसिक तनाव**–इससे रक्त में खराब किस्म की वसा बढ़ जाती है, जिससे रक्त की नलियों में संकुचन उत्पन्न हो जाता है।

2. **मांसाहार**–जानवर को मारते समय उसके शरीर से कुछ ऐसे रासायनिक तत्त्व पैदा होते हैं, जो शरीर में पहुंच कर हृदय को नुकसान पहुंचाते हैं और उच्च रक्तचाप उत्पन्न करते हैं। इसके अलावा अधिक प्रोटीन से हृदय के अलावा गुर्दे और यकृत को भी हानि पहुंचती है।

3. **बैठे रहने का काम**–अधिकांश नौकरियों, व्यवसायों में जो लोग बैठ कर घंटों काम करते हैं और प्रतिदिन घूमना या व्यायाम नहीं करते, उनकी पाचन क्रिया में खराबी आती है, शरीर में चर्बी वाले तत्त्व बढ़ जाते हैं, रक्तचाप बढ़ता है, जिससे हृदय रोग होने की संभावना बढ़ जाती है।

4. **आनुवंशिकता**–माता-पिता और दादा-दादी को हृदय रोगों की बीमारी रही हो, तो उनकी संतानों में भी यह बीमारी होने की पूर्ण आशंका रहती है।

5. **मधुमेह व उच्च रक्तचाप**–इन रोगों से पीड़ित व्यक्तियों को उचित इलाज न कराने पर हृदय रोग हो जाता है।

6. अधिक वजन/मोटापा–शरीर में जब मोटापा बढ़कर अधिक वजन हो जाता है, तो हृदय रोग होने की संभावना बढ़ जाती है।

7. चरबीयुक्त भोजन–तली हुई वस्तुएं, मेवे, चाकलेट, आइसक्रीम आदि खाने से रक्त में खराब किस्म की चरबी बढ़कर रक्त वाहक हृदय की धमनियों में जम जाती है और उनका संकुचन कर देती हैं, जिससे हृदय रोग होते हैं।

8. क्रोध और चिंता–इससे मानसिक संतुलन बिगड़ जाता है और हृदय व रक्तचाप को हानि पहुंचती है। यहां तक कि हृदय की गति में अवरोध पैदा हो जाता है।

9. **धूम्रपान, तंबाकू, शराब**–ये व्यसन हृदय के लिए विषतुल्य होने के कारण घातक परिणाम पैदा करते हैं। शराब हृदय की मांसपेशियों को कमजोर करती है।

10. विटामिन बी और ई की कमी–जब आटे को मैदे के समान महीन बनाकर उपयोग में लेते हैं, तो ये विटामिन नष्ट हो जाते हैं। इन विटामिनों की कमी से दिल, दिमाग और नाड़ियां ठीक तरह से काम नहीं करतीं और शरीर की मरम्मत का कार्य व स्वास्थ्य पर विपरीत प्रभाव पड़ता है।

11. कोलेस्ट्रोल का बढ़ना–बढ़ा हुआ कोलेस्ट्रोल धमनियों में एकत्र होने लगता है और उसका मार्ग सकरा कर देता है। तंग धमनियों से उच्च रक्तचाप हो जाता है। इनमें रक्त का थक्का अटकने से दिल का दौरा पड़ता है, जो मृत्यु का कारण बनता है।

12. मानसिक आघात–अत्यधिक हर्ष यानी खुशी का मौका या शोक जैसे किसी निकटतम व्यक्ति की मृत्यु का सदमा हृदय को ऐसे आघात पहुंचाते हैं, जिससे हृदय का दौरा (हार्ट अटैक) या हार्टफेल भी हो जाता है।

लक्षण : हृदय के रोगों में निम्नांकित प्रमुख लक्षण देखने को मिलते हैं :

1. **चेस्ट पेन**–छाती में बाईं ओर भयंकर दर्द होना, तड़पना। दर्द बांह तक जाना।
2. **डिसनिया**–श्वास लेने में तकलीफ होना, जरा से परिश्रम से सांस फूलना।
3. **पेलपिटेशन**–दिल की धड़कनें तेज और बढ़ी हुई होना।
4. **परसिस्टेंट हेडेक**–सिर में लगातार दर्द का बना रहना।
5. **आर्थोपेनिया**–लेटने की स्थिति में सांस लेने में कष्ट होना।
6. **सिनकोप**–मूर्च्छित यानी बेहोश होना।
7. **एंकल्स स्वेलिंग**–टखनों पर सूजन आना। पैरों पर भी सूजन होना।

8. **स्वेटिंग**–इतना अधिक पसीना आना कि शरीर भीग जाए।
9. **फेटिंग**–बिना किसी खास कारण के थकान महसूस होना।
10. **वर्टिगो**–चक्कर आना।
11. **सीइंग डबल**–एक के दो दिखना खतरनाक लक्षण होता है।
12. **इनडाइजेशन**–अपच से खट्टी या सामान्य डकारें आना।
13. **कार्डियक अरेस्ट**–अचानक हृदय की धड़कनें पूरी तरह से बंद होकर मृत्यु होना।

क्या खाएं

✓ हलका, सुपाच्य, संतुलित भोजन खाएं। मिताहारी बनें।

✓ चोकर सहित आटे की रोटी, गेहूं का दलिया, सोयाबीन मिले आटे की रोटी, सोयाबीन की दाल, छिलके वाली मूंग की दाल तथा अंकुरित गेहूं का सेवन करें।

✓ ताजा मीठा दही, गाय का दूध, वसारहित दूध, गुड़, शहद, बादाम, पिस्ता, मकई, छिलका युक्त देसी चना खाएं।

✓ फलों में अनार, अंगूर, आंवला, सेब, लीची, अमरूद, नीबू का सेवन करें।

✓ सब्जियों में पालक, लहसुन, गाजर, मूली, टमाटर, अदरक, धनिया, प्याज, चौलाई, अरवी खाएं। लहसुन तथा अदरक कोलेस्ट्रोल कम करके रक्त का थक्का बनने से रोकता है।

✓ तेलों में सूर्यमुखी (करडी) का तेल, मकई का तेल, सोयाबीन, बिनौले का तेल, तिल का तेल, सरसों के फिल्टर्ड तेल का सेवन करें।

✓ मट्ठा या छाछ एक कप की मात्रा में सुबह-दोपहर भोजन के बाद पिएं।

क्या न खाएं

✗ भारी, गरिष्ठ, तेज मिर्च-मसालेदार, चटपटे, तले हुए पदार्थ न खाएं।

✗ मांसाहार, अंडा, शराब, तंबाकू, कड़क चाय, कॉफी, पनीर से परहेज करें।

✗ घी, मक्खन, वनस्पति घी, नारियल का तेल, पाम तेल, मलाई, मावा, रबड़ी, खीर, आइसक्रीम, केक, चाकलेट, बिस्कुट का सेवन न करें।

✗ नमक का अधिक सेवन न करें

✗ अचार, पापड़, चटनी के सेवन से परहेज करें।

✗ मीठी-चीजें, चीनी तथा कोल्ड ड्रिंक्स का प्रयोग कम-से-कम करें।

रोग निवारण में सहायक उपाय

क्या करें

✓ प्रातः खुली हवा में नियमित रूप से घूमने जाएं।

✓ योगासन एवं प्राणायाम रोजाना करें।

✓ खेलना, तैरना, साइकिल चलाना जारी रखें।

✓ सरसों के तेल से सारे बदन की रोज मालिश करें।

✓ चिंता, क्रोध, मानसिक तनाव, भय को दूर करने का प्रयत्न करें।

✓ यार-दोस्तों के साथ मिलें-जुलें। हंसें और हंसाएं। मनोरंजन रोज करें।

✓ अविवाहित हों, तो विवाह कर लें। दिल की बीमारी का खतरा कम होगा।

✓ अपनी क़ाबिलीयत पर विश्वास रखें। आत्म विश्वासी बनें।

✓ निगेटिव भावनाओं को पॉजिटिव विचारों में बदल दें।

✓ कब्ज से पेट को बचाएं।

क्या न करें

✗ धूम्रपान से परहेज करें।

✗ आलसी न बनें। आसपास के काम स्वयं करें।

✗ भोग विलास में अति न करें।

✗ निराश, हताश होकर चिंता में ही न डूबे रहें।

✗ अपनी सेहत के प्रति लापरवाही न बरतें।

✗ मोटापा और वजन न बढ़ने दें।

हिस्टीरिया
(Hysteria)

आयुर्वेद में इसे 'योषापस्मार' के नाम से जाना जांता है। योषा शब्द स्त्रीवाचक है और अपस्मार मिर्गी का द्योतक। यह रोग अविवाहित स्त्रियों को अधिक होता है। इस रोग में मिर्गी के समान दौरे पड़ते हैं।

कारण : हिस्टीरिया के प्रमुख कारणों में पर पुरुष से बलात्कार के कारण उत्पन्न खौफ़, प्रेम में असफलता, काम वासना में अतृप्ति, प्रेमी से बिछुड़ना, शारीरिक मानसिक परिश्रम न कर आराम तलब जिंदगी गुजारना, अत्यंत भोग-विलास में जीवन व्यतीत करना, अश्लील साहित्य पढ़ना, उत्तेजक फिल्में देखना, श्वेत प्रदर से लंबे समय तक पीड़ित रहना, बांझपन, डिंबाशय व जरायु रोग, नाड़ियों की कमजोरी, आकस्मिक मानसिक आघात, मासिक धर्म का रुकना, कष्टपूर्ण मासिक धर्म, सास-बहू आदि परिवार के सदस्यों से तालमेल न बैठना, सामाजिक एवं पारिवारिक बंधनों में बंधना, चिंता, भय, शोक, मानसिक तनाव, अत्यधिक भावुक प्रकृति का होना, पति का वृद्ध, छोटा, बीमार होना या अन्य स्त्री से प्रेम का चक्कर, लंबे समय तक पति से दूर रहना, संभोग करने का मौका न मिलना, जवानी बीत जाने पर भी विवाह न होना, असुरक्षा की भावना, बुद्धि की कमी, किसी गुप्त पाप को मन में दबाए रखना आदि होते हैं।

लक्षण : इस रोग के लक्षणों में रोगिणी को दौरा पड़ने से पूर्व आभास होने लगता है, लेकिन जब दौरा पड़ जाता है, तो उसे कुछ ज्ञान नहीं रहता। बेहोशी का दौरा 24 से 48 घंटों तक रह सकता है। मूर्च्छावस्था के दौरान ही झटके आते हैं, गले की मांसपेशियां जकड़ जाती हैं, मुट्ठी बंध जाती है, दांत भिंच जाते हैं, कंपकंपी होती है, श्वास लेने में तकलीफ होती है, सांस रुकती-सी लगती है, पेट फूल जाता है, स्मृति का लोप हो जाता है, बहुत ज्यादा मात्रा में पेशाब होता है। इसके अलावा किसी-किसी रोगी में हाथ-पैर पटकना, सांसें तेज चलना, हृदय की धड़कन अधिक बढ़ जाना, भयंकर सिर दर्द, बेचैनी, असंभव बातें बोलना,

कभी रोना, कभी हंसना, कभी गाना, उलटी करना, आंखें नचाना, बाल और शरीर नोंचना आदि लक्षण भी देखने को मिलते हैं।

क्या खाएं

✓ गेहूं की रोटी, पुराना चावल, दलिया, मूंग की दाल, मसूर की दाल भोजन में खाएं।
✓ फलों में पपीता, अंजीर, खीरा, संतरा, मौसमी, अनार, बेल के फल का सेवन करें।
✓ आंवले का मुरब्बा सुबह-शाम के भोजन के साथ खाएं।
✓ गाय का दूध, नारियल का पानी, मट्ठा या छाछ पिएं।
✓ दूध में इच्छित मात्रा में शहद मिलाकर 10-12 किशमिश के साथ सेवन करें।

क्या न खाएं

✗ भारी, गरिष्ठ, बासी, तामसी भोजन न खाएं।
✗ तली-भुनी, मिर्च-मसालेदार, चटपटी चीजें सेवन न करें।
✗ चाय, कॉफी, शराब, तंबाकू, गुटखे से परहेज करें।
✗ गुड़, तेल, हरी-लाल मिर्च, खटाई, अचार न खाएं।
✗ मांस, मछली, अंडा आदि से परहेज करें।

रोग निवारण में सहायक उपाय

क्या करें

✓ मानसिक कारणों का मनोवैज्ञानिक से विश्लेषण कराकर उपचार कराएं।
✓ सुबह घूमने जाएं। नियमित हलका-फुलका व्यायाम करें।
✓ रोगिणी अविवाहित हो तो विवाह करवा दें।
✓ एक मोहल्ले से दूसरे या एक शहर से दूसरे शहर में स्थान परिवर्तन कराएं।
✓ रोगिणी से थोड़ा सख्त व्यवहार करें, लेकिन उसकी उपेक्षा न करें।
✓ पति-पत्नी में सुलह करवाएं।
✓ रोगिणी को दौरा पड़ने पर बदन के कपड़े ढीले कर दें। हवादार, साफ जगह में बिस्तर पर लिटाएं और सिर के नीचे तकिया लगा दें।
✓ बेहोश रोगिणी के मुंह, आंखों पर ठंडे पानी के छींटे मारें।

✓ होश में लाने के लिए नाक के नथुनों में प्याज या लहसुन का रस या अमृतधारा या कपूरसत की कुछ बूंदें टपकाएं।

✓ गर्भाशय संबंधी विकारों के कारण दौरे पड़ रहे हों, तो स्त्री रोग विशेषज्ञ से इलाज कराएं।

क्या न करें

✗ कब्ज या गैस बनने की शिकायत न होने दें।

✗ रोगिणी से अत्यधिक सहानुभूति न जताएं।

✗ अधिक मानसिक या शारीरिक परिश्रम तथा चिंता, भय, शोक न करें।

✗ मल-मूत्रादि के वेगों को न रोकें।

✗ एकांत निवास में रोगिणी को अकेला न छोड़ें।

✗ अश्लील साहित्य न पढ़ें और न ही ऐसी फिल्में देखें।

✗ धूम्रपान की आदत न पालें।

परिशिष्ट

तालिका 1 : बच्चों के लिए संतुलित आहार (ग्राम में)

भोजन	**बच्चे 1-3 वर्ष**	**4-6 वर्ष**	**लड़के 10-12वर्ष**	**लड़कियां 10-12 वर्ष**
अनाज	175	270	420	380
दालें	40	50	60	40
पत्ते वाली सब्जियां	40	40	40	100
अन्य सब्जियां	60	70	80	40
जड़ वाली सब्जियां	50	60	80	50
दूध	150	200	250	100
तेल और वसा	40	45	65	20
चीनी या गुड़	30	35	55	20

तालिका 2 : वयस्क व्यक्ति के लिए संतुलित आहार (ग्राम में)

पुरुष

भोजन	**कम परिश्रम करने वाला**	**औसत श्रम वाला**	**अधिक श्रम वाला**
अनाज	460	520	670
दालें	40	50	60
पत्ते वाली सब्जियां	40	40	40
अन्य सब्जियां	60	70	80
दूध	150	200	250
तेल और वसा	40	45	65
शर्करा (मीठा)	30	35	55

महिलाओं के लिए संतुलित आहार (ग्राम में)

भोजन	कम परिश्रम करने वाली	औसत श्रम वाली	अधिक श्रम वाली
अनाज	410	440	575
दालें	40	45	50
पत्ते वाली सब्जियां	100	100	150
अन्य सब्जियां	40	40	100
जड़ वाली सब्जियां	50	50	60
दूध	100	150	200
तेल और वसा	20	25	40
चीनी या गुड़	20	20	40

वृद्धावस्था में संतुलित आहार (ग्राम में)

भोजन	पुरुष	महिला
अनाज	200	200
दालें	85	85
दूध	550	550
पत्तेदार सब्जियां	85	85
जड़ वाली सब्जियां	55	55
अन्य सब्जियां	55	55
वेजीटेबल ऑयल	30	30
चीनी	30	30

विभिन्न वस्तुओं में वसा एवं कोलेस्टेरोल
(प्रति 100 ग्राम में)

खाद्य (वस्तुएं)	वसा (ग्राम)	कोलेस्टेरोल (मिग्रा.)
अनाज और दालें		
आटा	1.4	0
चावल	0.6	0
दाल	1.5	0
दलिया	7.0	0
फल और सब्जियां		
हरी सब्जियां	0.3	0
फल	0.0	0
तेल और चिकनाई वाले पदार्थ		
मक्खन	80	240
देशी घी	98	310
रिफाइंड तेल	99	0
सूखे मेवे		
बादाम	56	0
अखरोट	67	0
काजू	55.6	0
मूंगफली	56	0
दूध और दूध से बने पदार्थ		
आइसक्रीम	10	41
कुल्फी	15	30

गाय का दूध	4	14
भैंस का दूध	8	16
चीज़ (पनीर)	25	100
क्रीम	13	40
अंडा		
अंडा (सफेदी)	11	400
अंडा (जर्दी)	30	1120
मांस एवं समुद्री भोजन		
चिकन	18	100
भैंसे का मांस	16	70
मटन (बकरे का मांस)	13	65
सूअर का मांस	35	90
झींगा	2	150
मछली (कम वसा वाली)	1.5	45
मछली (वसा वाली)	6	45

निम्नलिखित वस्तुओं में फाइबर की मात्रा

(प्रति 100 ग्राम में)

खाद्य पदार्थ	फाइबर (ग्राम)	खाद्य पदार्थ	फाइबर (ग्राम)
चोकर	48.0	गेहूं का आटा	11.7
मटर	7.7	गाजर	3.7
पत्ता गोभी	2.9	केला	1.8
टमाटर	1.4	सेब	1.4
नीबू	1.4	अनन्नास	2.4
खजूर	3.9	मूंगफली	3.1
अंजीर	6.4	दालें	3 से 5
नारियल	6.6	अमरूद	5.2
अनार	5.1	करेला	1.7

विभिन्न वस्तुओं में नमक की मात्रा
(प्रति 100 ग्राम में)

वस्तु	नमक की मात्रा (मि.ग्रा.)	वस्तु	नमक की मात्रा (मि.ग्रा.)
प्याज	5	गेहूं	18
नीबू-पानी	1-3	चना दाल	71
दाल (मसूर)	40	टमाटर	46
आलू	11	कुम्हड़ा	6
गाजर	36	पालक	58
मूली	33	अमरूद	6
बैगन	3	केला	37
साबुत मूंग	28	दूध (भैंस)	19
बाजरा	10	अंडा	29
खीरा	10	मटन	33
सेब	28	हरी मटर	8
		मेथी	76

अम्लीय भोजन की सूची
1. **दूध से बनी चीजें** : गर्म दूध, पनीर, दही व मक्खन।
2. **अनाज** : गेहूं, चावल, मक्का, दालें इत्यादि
3. **सूखी फलियां** : मूंगफली, अखरोट, काजू आदि।
4. **सूखे बीज** : तिल, सूरजमुखी इत्यादि।
5. **मांस** : मांस, अंडा, मछली, चिकन आदि।
6. **पेय पदार्थ** : चाय, कॉफी, शराब, सॉफ्ट ड्रिंक्स आदि।
7. **तेल और घी** : तला और मसालेदार भोजन।
8. **मिठाइयां** : छेने व बेसन, मैदे की बनी हुई।
9. **बेकरी की चीजें** : ब्रेड, बिस्कुट, केक, पैटीज़ आदि।

क्षारीय भोजन की सूची

1.	**सभी फल**	:	सेब, संतरा, अनन्नास, मौसमी आदि।
2.	**हरी सब्जियां**	:	मटर, अंकुरित बीज व बींस के अतिरिक्त सभी।

कम क्षारीय खाद्य पदार्थ

1. ताजा दूध और दही।
2. पानी में भिगोए बीज व फलियां।
3. बादाम और नारियल।
4. हरी मटर, मक्का और बाजरा।

खाद्य वस्तुओं के गुण (प्रति 100 ग्राम में)

अनाज	प्रोटीन (ग्राम)	वसा (ग्राम)	फाइबर (ग्राम)	कार्बोहाइड्रेट (ग्राम)	कैल्शियम (मि.ग्रा.)	लौह (मि.ग्रा.)	कैलोरी
गेहूं साबुत	11.8	1.5	1.2	71.2	41	5.3	346
आटा	12.1	1.7	1.9	69.4	48	4.9	341
उबला चावल	7.5	1.0	0.6	76.7	10	3.2	346
मैदा	11.0	0.9	0.3	73.9	23	2.7	348

दालों में उपलब्ध पौष्टिक गुण (प्रति 100 ग्राम में)

दाल	प्रोटीन (ग्राम)	वसा (ग्राम)	फाइबर (ग्राम)	कार्बोहाइड्रेट (ग्राम)	कैल्शियम (मि.ग्रा.)	लौह (मि.ग्रा.)	कैलोरी
बंगाली चना	17.1	5.3	3.9	60.9	202	46.0	360
बंगाली चने की दाल	20.8	5.6	1.2	59.8	56	5.3	372
काला चना	22.5	5.2	1.0	58.1	58	9.5	58
मसूर	25.1	0.7	0.7	59.2	69	7.6	343
मोठ	23.6	1.1	4.5	56.5	2.2	9.5	330
हरी मटर	7.2	0.1	4.0	15.9	20	1.5	93
राजमा	22.9	1.3	4.8	60.6	260	5.1	346
अरहर	35.2	5.8	1.2	30.0	5.8	60.0	465

सब्जियों में उपलब्ध पौष्टिकता (प्रति 100 ग्राम में)

पत्तेदार सब्जियां	प्रोटीन (ग्राम)	वसा (ग्राम)	फाइबर (ग्राम)	कार्बोहाइड्रेट (ग्राम)	कैल्शियम (मि.ग्रा.)	लौह (मि.ग्रा.)	कैलोरी
हरा चुकंदर	3.4	0.8	0.7	6.5	380	16.2	46
बंद गोभी	1.8	0.1	1.0	4.6	39	0.8	27
गाजर के पत्ते	5.1	0.5	1.9	13.1	340	8.8	77
फूल गोभी	5.9	1.3	2.0	7.6	626	40.0	66
हरा धनिया	3.3	0.6	1.2	6.3	184	1.42	44
करी पत्ता	6.1	1.0	6.4	18.7	830	0.93	108
पुदीना	4.8	0.6	2.0	5.8	200	15.6	48
पालक	0.9	0.1	—	3.8	90	1.6	22

जड़वाली सब्जियां (प्रति 100 ग्राम में)

जड़वाली सब्जियां	प्रोटीन (ग्राम)	वसा (ग्राम)	फाइबर (ग्राम)	कार्बोहाइड्रेट (ग्राम)	कैल्शियम (मि.ग्रा.)	लौह (मि.ग्रा.)	कैलोरी
गाजर	0.9	0.2	1.2	10.6	80	1.03	48
बड़ा प्याज	1.2	0.1	0.6	11.1	46.9	0.60	50
छोटा प्याज	1.8	0.1	0.6	12.6	40	12.0	58
आलू	1.6	0.1	0.4	22.6	10	0.48	97
मीठा आलू	1.2	0.3	0.8	28.2	46	0.40	120
मूली	0.7	0.1	0.8	3.4	35	0.40	17

अन्य सब्जियां (प्रति 100 ग्राम में)

अन्य सब्जियां	प्रोटीन (ग्राम)	वसा (ग्राम)	फाइबर (ग्राम)	कार्बोहाइड्रेट (ग्राम)	कैल्शियम (मि.ग्रा.)	लौह (मि.ग्रा.)	कैलोरी
बैगन	1.4	0.3	1.3	4.0	18	0.38	24
सेम	4.5	0.1	2.0	7.2	50	1.40	48
खीरा	0.4	0.1	0.4	2.5	10	0.60	13
फ्रेंच बींस	1.7	0.1	1.8	4.8	50	0.61	26
शिमला मिर्च	1.3	0.3	1.0	4.3	10	0.56	24

जारी....

भिंडी	1.9	0.2	1.2	6.4	66	0.35	35
हरा प्याज	0.9	0.2	1.6	8.9	50	7.43	41
टिंडा	1.4	0.2	1.0	3.4	25	0.90	21
टमाटर हरा	1.9	0.1	0.7	3.6	20	1.80	23

सूखे फलों में पौष्टिक तत्वों की उपलब्धता (प्रति 100 ग्राम में)

सूखे फल	प्रोटीन	वसा	फाइबर	कार्बोहाइड्रेट	कैल्शियम	लौह	कैलोरी
	(ग्राम)	(ग्राम)	(ग्राम)	(ग्राम)	(मि.ग्रा.)	(मि.ग्रा.)	
बादाम	20.8	58.9	1.7	10.8	230	5.09	655
काजू	21.2	46.9	1.3	22.3	50	5.81	596
चिलगोजा	13.9	49.3	1.9	29.0	91	3.60	615
नारियल	4.5	41.6	3.6	13.0	10	1.70	444
मूंगफली	25.3	40.1	3.1	26.1	90	2.50	567
भुनी मूंगफली	26.2	39.8	3.1	26.7	77	3.10	570
सरसों दाना	20.0	39.7	1.8	23.8	490	7.90	541
पिस्ता	19.8	53.5	2.8	16.2	140	7.70	626
अखरोट	15.6	64.5	2.6	11.0	100	2.64	687

फलों में पाए जाने वाले तत्व (प्रति 100 ग्राम में)

फल	प्रोटीन	वसा	फाइबर	कार्बोहाइड्रेट	कैल्शियम	लौह	कैलोरी
	(ग्राम)	(ग्राम)	(ग्राम)	(ग्राम)	(मि.ग्रा.)	(मि.ग्रा.)	
आंवला	0.5	0.1	3.4	13.7	50	1.20	58
सेब	0.2	0.5	1.0	13.	10	0.60	59
खूबानी	1.0	0.3	1.1	11.	20	2.20	53
केला	1.2	0.3	0.4	27.2	17	0.36	116
चेरी	1.1	0.5	0.4	13.8	24	0.57	64
सूखा खजूर	2.5	0.4	3.7	75.8	120	7.30	317
अंजीर	1.3	0.2	2.2	7.6	80	1.00	37
अंगूर	0.6	0.4	2.8	13.1	20	0.50	58
अमरूद	0.9	0.3	5.2	11.2	10	0.27	51

जारी....

लीची	1.1	0.2	0.5	13.6	10	0.70	61
तरबूज	0.2	0.2	0.2	3.3	11	7.90	16
नीबू	1.0	0.9	1.7	11.1	70	0.26	57
संतरा	0.7	0.2	0.3	10.9	26	0.32	48

मसालों की गुणवत्ता (प्रति 100 ग्राम में)

मसाले	प्रोटीन (ग्राम)	वसा (ग्राम)	फाइबर (ग्राम)	कार्बोहाइड्रेट (ग्राम)	कैल्शियम (मि.ग्रा.)	लौह (मि.ग्रा.)	कैलोरी
हींग	4.0	1.1	4.1	67.8	690	39.4	297
सूखी मिर्च	15.9	6.2	30.2	31.6	160	2.3	246
हरी मिर्च	2.9	0.6	6.8	3.0	30	4.4	29
लौंग	5.2	8.9	9.5	46.0	740	11.7	286
धनिया	14.1	16.1	32.6	21.6	630	7.1	288
मेथी दाना	26.2	5.8	7.2	44.1	160	6.5	333
लहसुन सूखा	6.3	0.1	0.8	29.6	30	1.2	145
हलदी	6.3	5.1	2.6	69.4	150	67.8	349

मांसाहारी भोजन में उपलब्ध पौष्टिकता (प्रति 100 ग्राम में)

मांसाहारी भोजन	प्रोटीन (ग्राम)	वसा (ग्राम)	फाइबर (ग्राम)	कार्बोहाइड्रेट (मि. ग्रा.)	कैल्शियम (मि. ग्रा.)	लौह	कैलोरी
बटर मछली	14.3	2.5	2.2	89	200	1.1	790
चिंगरी (सूखी)	62.4	3.9	1.9	—	353	27.9	292
हिलसा	21.8	19.4	—	2.9	180	2.1	273
झींगा	19.1	1.0	—	0.8	323	5.3	89
बीफ	79.2	10.3	0.5	0.2	68	18.8	410
बतख का अंडा	13.5	13.7	—	0.8	70	2.5	181
मुर्गी का अंडा	13.3	13.3	—	—	60	2.1	173
बकरे का मीट	21.4	3.6	—	—	12	—	118
कलेजी	20.0	3.0	—	—	17	—	107
पोर्क	18.7	4.4	—	—	30	2.2	114

दूध व इससे बनी वस्तुएं (प्रति 100 ग्राम में)

दूध व इसके उत्पाद	प्रोटीन (ग्राम)	वसा (ग्राम)	कार्बोहाइड्रेट (ग्राम)	कैल्शियम (मि.ग्रा)	लौह (मि.ग्रा)	कैलोरी
भैंस का दूध	4.3	6.5	5.0	210	0.2	117
गाय का दूध	3.2	4.1	4.4	120	0.2	67
बकरी का दूध	3.3	4.5	4.6	170	0.3	72
स्त्री का दूध	1.1	3.4	7.4	28	–	65
दही (गाय के दूध की)	3.1	4.0	3.0	149	0.2	60
बटर मिल्क	0.8	1.1	0.5	30	0.1	15
स्किम्ड मिल्क	2.5	0.1	4.6	120	0.2	29
चीज	24.5	25.0	6.3	790	2.1	348
खोया (भैंस के दूध का)	43.0	31.0	20.5	650	5.8	421
शुद्ध दूध	25.8	26.7	38.0	950	0.6	496
घी	–	100	–	–	–	900

•••